基于"TLRs信号通路"的"调衡防控"分子机制研究

JIYU "TLRs XINHAO TONGLU" DE
"TIAOHENG FANGKONG" FENZI JIZHI YANJIU

李　丽◎著

U0201004

中国纺织出版社有限公司

内 容 提 要

通过对预针刺不同配穴（合募配穴和俞募配穴）及腹部推拿，研究其对应激性胃溃疡（SGU）大鼠胃黏膜形态的影响和对血清及胃组织中氧化-抗氧化与炎症相关因子的影响，以及对胃组织 TLRs 信号通路及大肠组织 TLRs 信号通路相关 mRNA 的影响，从多角度分析不同配穴预针刺及腹部推拿对应激性胃溃疡大鼠黏膜组织的保护作用。探讨预针刺不同配穴及腹部推拿对保护黏膜组织作用上的效应差异，以期对腧穴配伍理论及腹部推拿治疗提供实验依据。

图书在版编目（CIP）数据

基于"TLRs 信号通路"的"调衡防控"分子机制研究/李丽著. --北京：中国纺织出版社有限公司，2023.9
ISBN 978-7-5229-0780-2

Ⅰ.①基… Ⅱ.①李… Ⅲ.①针刺疗法－研究 Ⅳ.①R245.3

中国国家版本馆 CIP 数据核字（2023）第 138201 号

责任编辑：毕仕林 国 帅 责任校对：江思飞
责任印制：王艳丽

中国纺织出版社有限公司出版发行
地址：北京市朝阳区百子湾东里 A407 号楼 邮政编码：100124
销售电话：010—67004422 传真：010—87155801
http://www.c-textilep.com
中国纺织出版社天猫旗舰店
官方微博 http://weibo.com/2119887771
三河市宏盛印务有限公司印刷 各地新华书店经销
2023 年 9 月第 1 版第 1 次印刷
开本：710×1000 1/16 印张：10
字数：154 千字 定价：98.00 元

前　　言

应激（stress）是机体受到强烈刺激后所引起的瞬间反应。应激性刺激引起的反应是全身性的，其中以急性胃肠道溃疡性病变较为明显，并造成体内稳定的状态被破坏而出现细胞代谢障碍和损伤。应激性胃溃疡（stress gastric ulcer，SGU）主要是在应激状态下（包括各种创伤、长期高强度运动、危重症、休克等）引起的，以胃黏膜糜烂、出血、溃疡为主的疾病。诱发此疾病的主要原因包括过度的心理压力、饮酒、吸烟、幽门螺杆菌感染，营养缺乏以及非甾体类抗炎药的频繁使用。由手术、外伤或败血症引起的器官损伤的典型例子是应激性胃溃疡，溃疡在重症患者中很常见。有研究报道，应激性胃溃疡患者中，6%～20%的患者会伴随出血症状，严重者会出现大出血、穿孔及休克，导致死亡率增高。这在轻症患者中也很常见，往往会影响生活质量。因此，如何治疗应激性胃溃疡及其并发症仍是临床上的一个棘手问题。

应激性胃溃疡的发病机理非常复杂，经研究者总结，其主要与胃部状态、神经和体液等因素有关。研究表明，在胃部状态这个因素中，内源性与外源性的攻击因子作用均增强，胃黏膜自身的保护屏障被破坏，胃黏膜细胞加速凋亡，进而导致细胞代谢紊乱，以致胃黏膜血液循环障碍、黏膜血流减少、黏液-黏膜屏障被破坏、碳酸氢盐分泌减少，使胃黏膜防御功能减弱，最终形成溃疡，这也是SGU发生机制的一个新关注点。现在普遍认为，无论何种原因导致的应激性损伤，或者通过何种方式作用于胃黏膜，都会造成胃黏膜攻击因子和保护因子的平衡失调，其最终结果都会造成细胞结构和功能的破坏，以致黏膜损伤，主要表现就是最终导致溃疡的形成。

进一步研究表明，组织的氧化还原平衡紊乱可能导致促炎症状，这在缺血-再灌注（I/R）或失血性休克（HS）诱导的损伤等疾病中常见。SGU也属于I/R损伤，氧化还原应激可以激活炎症应答反应，旨在抵御入侵的病原体并启动修复过程，其产物过多时，这些反应会由于过度炎症反应而导致早期的器官损伤和功能障碍，进而使机体内组织容易感染并发生严重的免疫抑制和/或调节异常。氧化应激损伤（如I/R和HS诱导的损伤）引起的严重炎症反应可致残甚至死亡。因此，了解导致初始激活的途径、氧化应激中炎性途径的形成，对于之后避免更多损伤，防止造成严重后果至关重要。最新研究发现，Toll样受体在缺血性应激反应中的作用很特别。现有报道证实，针刺可通过调控TLRs和它所介导的信号通路发挥作用。但不同配穴对应激性胃溃疡

胃组织的 "TLRs" 信号通路还未有人进行研究。

目前对于 SGU 的治疗主要采用早期预防为主, 一旦发生大出血, 其死亡率高得惊人。目前对于此病的防治, 国内外尚无较为满意的方法, 许多化学合成药物可用于治疗和控制胃溃疡及相关问题, 但没有一种针对 SGU。而且, 它们多具有毒副作用, 可能引起更多的并发症。综上, 迫切需要找到对 SGU 更安全、更有效的替代疗法。针灸用于治疗 SGU 在临床上已获得良好的效果。

针灸发挥疗效的关键之一就是腧穴配伍。有研究表明, 不同的腧穴配伍具有特异性, 其主治效应也有所不同。现在普遍认为腧穴配伍中存在协同效应和拮抗效应。针刺时应极大地发挥协同作用, 而尽量避免拮抗效应, 从而提高其临床疗效。腧穴配伍的协同效应就是指两穴或数穴配合, 其效应比单穴强。对此历代医家都早有认识, 并在中医理论的基础上, 提出了很多腧穴的配伍方法。针灸处方和腧穴配伍理论逐渐形成并日渐完善, 其中 "精穴疏针" 提示在针灸临床当中应尽量选取具有协同作用的腧穴配伍, 而不是穴位越多、刺激越多疗效就越好。特定穴配伍是现今流传最广、应用最广的腧穴配伍方法, 主要包含五输穴配穴、俞募配穴、合募配穴、原络配穴、八脉交会穴配穴等, 临床上已经证实治疗胃腑病应用最多的配伍是俞募配穴和合募配穴。

课题组前期以典型的胃腑病 SGU 为例, 从单穴与配穴、穴位与非经穴等角度进行针刺 "中脘" 穴和 "足三里" 穴, "胃俞" 穴对 SGU 大鼠的胃运动、胃电、血清、尿液及胃组织蛋白影响的效应进行了研究, 得到初步的特异性结果。但还未有人基于 TLRs 信号通路从 "氧化-抗氧化" 平衡角度探讨预针刺不同配穴对 SGU 大鼠黏膜的分子机制研究。

近期研究表明腹部推拿以经络脏腑理论为基础, 直接作用于腹部, 可治疗脏腑功能导致的内科疾病。腹部推拿对气机、神志、脏腑、经络等多角度调理, 起到调衡阴阳, 安神定志, 调理脏腑、疏通经络的作用, 进而有效治疗疾病。有关报道也指出腹部推拿可治疗胃溃疡引起的疼痛、反酸等症状有良好的疗效, 但其机理尚不清楚。

因此, 本书从临床最常用于治疗胃溃疡疾病的合募配穴和俞募配穴及腹部推拿入手, 计划通过 "TLRs" 信号通路及相关氧化及炎症因子活性变化的观测, 来探讨预针刺不同配穴针刺及腹部推拿对 SGU 的 "调衡防控" 机制, 为科学合理地使用腧穴配伍并提高针灸推拿疗效提供实验基础。

本著作由通化师范学院长白山生物种质资源评价及应用研究吉林省科技厅重点实验室资助出版, 本书还得到吉林省科技厅自然科学基金项目 (YDZJ202301ZYTS171), 通化师范学院科研基金项目 (2022036ND) 的支持。

李丽
2023 年 7 月

目　　录

第 2 部分　预针刺不同配穴对 SGU 大鼠大肠组织 TLRs 信号通路 mRNA 的影响

4　预针刺不同配穴对 SGU 大鼠大肠组织 TLRs 信号 通路 mRNA 的影响

第3部分　预针刺与奥美拉唑对 SGU 模型大鼠胃组织保护作用研究

参考文献

附　录

第 1 部分　预针刺不同配穴对 SGU 大鼠模型胃组织的影响

本部分主要阐述合募配穴与俞募配穴对 Wistar 大鼠进行预针刺，后制作应激性胃溃疡模型，观察胃组织损伤情况，检测应激性胃溃疡大鼠胃黏膜、血清及胃组织氧化因子水平及炎性因子含量、胃组织 TLRs 信号通路表达情况分析 2 个不同腧穴配伍之间的差异性，为腧穴配伍理论治疗胃腑病提供研究基础。

1 预针刺不同配穴对 SGU 大鼠胃黏膜的形态学影响

1.1 实验材料

1.1.1 实验动物及分组

雄性 SPF 级 Wistar 大鼠 39 只，由辽宁长生生物技术有限公司提供，生产许可证号：SCXK（辽）2020-0001。大鼠在长春中医药大学动物中心喂养，自然照明，室温为（25±3）℃，相对湿度为（55±5）%，动物自由摄食、饮水。整个实验程序按照动物伦理委员会的要求进行，并同时遵循 2006 年由中华人民共和国科技部颁布的《关于善待实验动物的指导性意见》。经过 1 周适应性喂养，先随机挑选出 3 只大鼠用于预实验，以此论证模型是否复制成功，后将剩余动物采用随机数字表法分为空白组、模型组、合募配穴组、俞募配穴组，每组 9 只。

1.1.2 主要仪器及试剂

1.1.2.1 主要仪器

①正置光学显微镜　日本尼康　NIKON ECLIPSE CI。

②成像系统　日本尼康　NIKON DS-U3。

③组织病理切片机　德国　Leica EG1150 型。

④显微镜及照相系统　日本　Nikon Eclipse Cl-L。

⑤小动物专用吸入麻醉机　美国　MATRX VMR。

⑥0.18 mm×18 mm 华佗牌一次性针灸针　苏州医疗用品厂有限公司。

⑦华佗牌 SDZ-V 型电针仪　苏州医疗用品厂有限公司。

⑧盖玻片　江苏世泰实验器材有限公司　10212432C。

⑨载玻片　江苏世泰实验器材有限公司　80312-3181。

⑩组织摊片机　浙江省金华市科迪仪器设备有限公司　KD-P。

⑪冻台　武汉俊杰电子有限公司　JB-L5。

⑫包埋机　武汉俊杰电子有限公司　JB-P5。

⑬脱水机　武汉俊杰电子有限公司　JJ-J2J。

⑭纯水仪　重庆艾科浦　AJC-0501-P。

⑮冰箱　西门子　BCD-186。

⑯烤箱　上海慧泰仪器制造有限公司　DHG-9140A。

1.1.2.2　主要试剂

①苏木素-伊红染液　武汉谷歌生物科技有限公司　G1004。

②中性树胶　武汉谷歌生物科技有限公司　G1403。

③无水乙醇　国药集团化学试剂有限公司。

④二甲苯　国药集团化学试剂有限公司。

⑤盐酸　国药集团化学试剂有限公司。

⑥氨水　国药集团化学试剂有限公司。

1.2　实验方法

1.2.1　实验动物分组及干预方法

空白组：常规喂养大鼠，无任何处置。

模型组：适应性喂养 7 天后，将大鼠抓取置于小动物麻醉机中，使用异氟烷进行麻醉，隔日 1 次，每次 10 min，共 5 次，第 10 天采用水浸束缚法（WIRS）进行造模。

合募配穴组：适应性喂养 7 天后，将大鼠抓取置于小动物麻醉机中，使用异氟烷进行麻醉，根据郭义版《实验针灸学实验指导》中的腧穴定位方法选择"后三里"穴、"中脘"穴；"中脘"直刺 3 mm，"后三里"直刺 5 mm。隔日 1 次，每次 10 min，共 5 次，第 10 天采用 WIRS 进行造模。

俞募配穴组：适应性喂养 7 天后，将大鼠抓取置于小动物麻醉机中，使用异氟烷进行麻醉，根据上述腧穴定位方法选择"胃俞"穴、"中脘"穴；"胃俞"斜刺 3 mm，"中脘"直刺 3 mm。隔日 1 次，每次 10 min，共 5 次，第 10 天采用 WIRS 进行造模。

腧穴定位：大鼠腧穴定位参照《实验针灸学实验指导》中大鼠针灸穴位图进行定位，具体位置如下：

① "中脘"：脐上约 20 mm；肚脐的定位：上腹和下腹皮毛方向的汇聚处。

② "后三里"：膝关节后外侧，在腓骨小头下约 5 mm 处，左右侧各一穴。

③ "胃俞"：第 13 胸椎棘突下两旁的肌间中，向内下方斜刺。

电针方法：两组针刺后分别连接电针仪的正负极，合募配穴组，连"中脘"穴及单侧"后三里"穴，另一组连"后三里"穴与铁器（图中红方框部分）；俞募配穴组，连"中脘"及单侧"胃俞"穴，另一组连"中脘"及铁器中，以利于导电，选择连续波（2 Hz，0.6 mA）行电针刺激。隔日干预 1 次，两侧穴位交替使用，共干预 5 次，见图 1-1。

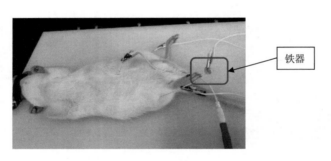

铁器

图 1-1　电针合募配穴示意图

1.2.2　造模方法

参照文献的方法，进行本实验。具体方法是随机选取 3 只大鼠进行预实验，验证造模成功与否，主要是肉眼观察胃溃疡指数（ulcer index，UI），结果表明预实验大鼠的胃组织均出现明显的溃疡、糜烂、出血等现象，造模成功率为 100%。后进行正式实验，即在实验的第 8 天开始，模型组、合募配穴组、俞募配穴组，禁食不禁水；第 10 天各组针刺治疗结束后，将模型组、合募配穴组、俞募配穴组这 3 组大鼠采用 WIRS 进行造模，空白组大鼠不予处理。具体造模方法是将 3 组大鼠捆绑在木板上，直立浸泡于恒温水槽（22±

1）℃中 3 h，保持液面始终在大鼠的胸骨剑突水平。

1.2.3　观察指标及检测方法

1.2.3.1　胃黏膜损伤的评估

第 10 天针刺及造模结束后，腹腔注射 2% 戊巴比妥钠溶液，将大鼠进行麻醉，剃毛并沿腹中线剖腹，找到腹主动脉后先抽取约 1.5 mL 动脉血，随后立即切除胃并沿胃大弯切开，用冷的 0.9% 氯化钠溶液冲洗。根据 Guth 标准，肉眼评估胃黏膜损伤程度。测量每个病变部位的长度，溃疡指数为所有病变部位的长度之和。即以局限于胃上皮的糜烂、溃疡、出血灶等的长度累计积分，正常为 0 分，斑点糜烂计 1 分，糜烂长度 <1 mm 计 2 分，1~2 mm 计 3 分，3~4 mm 计 4 分，>4 mm 计 5 分，各分值相加为该动物的 UI 总分。

1.2.3.2　苏木精-伊红（HE）染色法观察胃组织形态

（1）取材。

将胃组织取出后，在损伤明显的胃窦部处取 1.0 cm×1.0 cm×1.0 cm 大小的组织，放入预先配好的 10% 甲醛溶液中固定 24 h 以上，随后在通风橱内将泡好的胃组织从固定液中取出，并用手术刀将所需部位组织修切平整，最后将修切好的组织标好标签，放入脱水盒内。

（2）脱水。

将脱水盒放进脱水机内的吊篮中，依次梯度开始进行脱水。脱水顺序为 75% 乙醇 4 h—85% 乙醇 2 h—90% 乙醇 2 h—95% 乙醇 1 h—无水乙醇Ⅰ 30 min—无水乙醇Ⅱ 30 min—醇苯 10 min—二甲苯Ⅰ 10 min—二甲苯Ⅱ 10 min—蜡Ⅰ 1 h—蜡Ⅱ 1h—蜡Ⅲ 1 h。

（3）包埋。

将浸好蜡的组织于包埋机内进行包埋。具体操作方法如下：先将融化的蜡包入包埋框，待蜡凝固之前将组织从脱水盒内取出按照包埋面的要求放入包埋框并贴上对应的标签。于 -20℃ 冻台冷却，蜡凝固后将蜡块从包埋框中取出并修整蜡块。

（4）切片。

将修整好的蜡块置于石蜡切片机上，切片厚度为 4 μm。将切片漂浮于摊片机上，于 40℃ 下将组织展平，用载玻片将组织捞起，并放入 60℃ 烘箱内烘烤。待水烤干、蜡烤化后取出，常温下保存备用。

（5）石蜡切片脱蜡至水。

依次将切片放入二甲苯Ⅰ 20 min—二甲苯Ⅱ 20 min—无水乙醇Ⅰ 10 min—无水乙醇Ⅱ 10 min—95%乙醇 5 min—90%乙醇 5 min—80%乙醇 5 min—70%乙醇 5 min—蒸馏水洗。

（6）苏木素染细胞核。

将切片入苏木素中染色 5 min，随后使用自来水进行清洗，1%的盐酸乙醇溶液分化数秒后再使用自来水进行清洗，接着使用 0.6%氨水返蓝，最后流水冲洗干净。

（7）伊红染细胞质。

将切片放入伊红染液中染色 2 min。

（8）脱水封片。

将切片依次放入 95%乙醇Ⅰ 5 min—95%乙醇Ⅱ 5 min—无水乙醇Ⅰ 5 min—无水乙醇Ⅱ 5 min—二甲苯Ⅰ 5 min—二甲苯Ⅱ 5 min 中脱水至透明，将切片从二甲苯中取出后稍稍晾干，使用中性树胶封片。

（9）显微镜镜检，图像采集分析。

（10）结果判读。

依据参考文献中急性胃黏膜损伤镜下评分标准进行评分：根据黏膜细胞变性坏死、出血、充血在整个黏膜上皮层的累及程度分为 5 级，上皮细胞变性坏死权重为 3，出血权重为 2，充血权重为 1，病变总积分＝充血积分+出血积分×2+上皮细胞变性坏死积分×3，见表 1-1。

表 1-1　胃黏膜损伤镜下评分标准（单位：分，$\bar{x} \pm s$）

病变	1 分	2 分	3 分	4 分	5 分
充血	<1/5	1/5~2/5	2/5~3/5	3/5~4/5	上皮全层
出血	<1/5	1/5~2/5	2/5~3/5	3/5~4/5	上皮全层
上皮细胞变性坏死	<1/5	1/5~2/5	2/5~3/5	3/5~4/5	上皮全层

1.2.4　统计分析

采用 SPSS 23.0 软件进行数据分析，计量资料以均数±标准差（$\bar{x} \pm s$）表示，多组间比较采用单因素方差分析，两两比较采用 LSD 检验，以 $P < 0.05$

为有统计学意义，$P<0.001$ 为显著差异，$P<0.0001$ 为极显著差异。

1.3　实验结果

1.3.1　各组大鼠胃组织大体形态比较

空白组胃黏膜光滑完整，呈淡粉色（图 1-2A）；模型组胃黏膜有多处大小不等的出血点（图 1-2B 黑色箭头），集中于胃腺部，边界清晰，无穿孔发生；合募配穴组胃黏膜光滑，有散见浅溃疡点（图 1-2C 黑色箭头），俞募配穴组胃黏膜光滑，颜色较淡，偶见火山样溃疡灶（图 1-2D 黑色箭头），模型组大鼠 UI 高于空白组（$P<0.0001$），说明造模成功；与模型组相比，合募配穴组、俞募配穴组大鼠 UI 均降低（$P<0.0001$），说明合募配穴组、俞募配穴组可以有效预防应激性胃溃疡；合募配穴组与俞募配穴组比较，在 UI 上未见明显差异，提示肉眼观察，2 组效果未见差异，见图 1-2E。

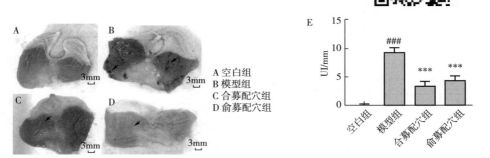

A 空白组
B 模型组
C 合募配穴组
D 俞募配穴组

图 1-2　各组大鼠胃溃疡肉眼形态及 UI 比较（单位：mm，$\bar{x} \pm s$，9 只/组）

（### 与空白组比较，$P<0.0001$；*** 与模型组比较，$P<0.0001$）

1.3.2　各组大鼠胃溃疡组织形态学比较

空白组大鼠胃黏膜层光滑完整，未见炎性细胞浸润和毛细血管扩张充血，上皮细胞排列整齐（图 1-3A）。模型组大鼠胃黏膜上皮细胞死亡并且上皮结构破坏，大量黏膜下可见细胞空泡样变性，细胞核固缩、深染，黏膜下血管破裂，黏膜结构亦破坏，腺体排列紊乱，大量炎性细胞浸润（图 1-3B 红色箭头）。合募配穴组腺体排列较整齐，上皮细胞受损部位表浅且范围较小，炎细胞浸润较少（图 1-3C 红色箭头）。俞募配穴组胃黏膜完整性较好，偶见表层小片状脱落上皮及浸润炎细胞（图 1-3D 红色箭头）。与空白组相比，模型组病变积分显著升高（$P<0.0001$）；与模型组相比，合募配穴组与俞募配穴组病变积分显著降低（$P<0.0001$）；与俞募配穴组相比，合募配穴组病变积分显著下降（$P<0.05$）。说明合募配穴组与俞募配穴组可以有效预防胃组织黏膜的破坏，合募配穴组较俞募配穴组保护作用更强，主要表现在炎性细胞浸润的程度上，见图 1-3E。

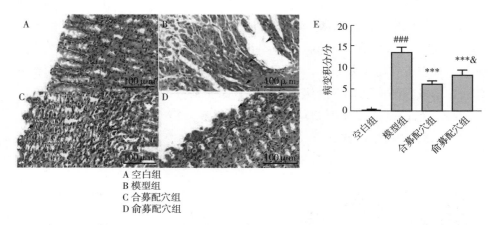

A 空白组
B 模型组
C 合募配穴组
D 俞募配穴组

图 1-3　各组大鼠胃溃疡组织形态及病变积分比较（单位：分，$\bar{x}\pm s$，3 只/组）
（### 与空白组比较，$P<0.0001$；*** 与模型组比较，$P<0.0001$；*** & 与合募配穴组比较，$P<0.05$）

1.4　小结

通过观察胃组织肉眼及胃溃疡组织形态学的变化，同时结合 UI 及病变积分，发现预针刺合募配穴与俞募配穴均具有保护 SGU 大鼠胃黏膜的作用，与模型组相比 UI 及病变积分，具有显著性差异（$P<0.0001$），合募配穴组与俞募配穴比较 UI 上无显著性差异（$P>0.05$），在病变积分上来看，合募配穴组的效果优于俞募配穴组（$P<0.05$）。说明从病理组织切片中观察合募配穴对胃黏膜的保护作用优于俞募配穴组。

1.5　讨论

1.5.1　胃溃疡的现代及中医的认识

1.5.1.1　胃溃疡的中医认识

胃溃疡属中医"胃脘痛""嘈杂""胃疡"等病名范畴，在 2017 年《消化性溃疡中医诊疗专家共识意见》中则将消化性溃疡分为肝胃不和证、脾胃虚弱（寒）证、脾胃湿热证、胃络瘀阻证、肝胃郁热证、胃阴不足证 6 种类型。下面介绍前 4 种类型。

（1）肝胃不和证。

肝胃不和证其病机是情志不畅，伤及于肝，肝气郁滞，横逆犯胃，胃失和降，致肝胃不和，治以疏肝和胃止痛。它是由于长期或者是短时间内情绪波动较大引起脏器功能的改变，比如 SGU。研究表明，情志异常同样可以影响胃肠道的生理功能，出现胃肠道功能紊乱，最常见的临床表现是没有饥饿感、食欲不振、大便不畅，如再加上应激反应，时间久了会出现胃肠道血液循环的改变，直至出现 SGU。研究已表明，消化系统与情绪变化之间具有高度相关性和敏感性，消化系统是产生影响的重要靶器官。关于精神应激导致胃溃疡发生的机制有黏膜血流急剧减少理论、酸反弹理论和免疫抑制理论。

（2）脾胃虚弱（寒）证。

有研究者认为胃溃疡疾病的总的原因是中气虚，治法应以健中调补为主。脾胃虚弱气血生化不足，机体抵抗力下降而易患病，加之外邪入侵而成溃疡，同时伴有大便泄泻等肠道症状。有研究指出胃溃疡伴 Hp 感染，患者的细胞免疫能力较差，故提高免疫功能对抵抗 Hp 感染具有重要意义。近年来的研究表明，针灸疗法可以通过疏通经络、调气、治神等效应，影响神经内分泌免疫网络中的神经递质及激素的释放，提高机体抗应激性损伤的能力，这是针灸防治应激性疾病的重要机制之一。所以应激性胃溃疡与免疫功能密切相关。

（3）脾胃湿热证。

脾胃湿热证其发病诱因大部分为脾胃虚弱，无法正常将谷物水液进行运化，水反为湿，谷反为滞，湿以及滞长时间会化热，进而形成湿热，或者暴饮暴食、食滞中焦、大便不调，形成湿热互结，并且各种发病因素也会造成脾胃功能失调，进而生湿热，形成脾胃湿热证型。有研究表明，脾胃湿热证组血清 IL-8 含量升高，西医治疗以抗炎为主。这也说明针刺亦具有促进抗炎免疫及抗炎镇痛的作用。

（4）胃络瘀阻证。

有研究者认为胃溃疡的发病是胃络血瘀、不通则痛形成的，以祛瘀通络和胃为治疗原则。胃络瘀阻型，则相当于溃疡瘢痕区域有血栓形成，胃络不通、呕血黑便、黏膜血流量减少和微循环障碍均可引起细胞物质及能量代谢紊乱，进而使细胞结构的完整性遭到破坏而致胃黏膜损伤，因此是胃黏膜病变发生的一个重要因素。西医治疗以调节黏膜微循环为主。

综上所述，从症状来看每个证型都有胃及大肠的病理表现，如大便不畅、泄泻等。这说明胃溃疡的疾病往往影响到大肠的功能，胃和大肠之间的关系是紧密的。本次实验采用的水浸束缚型胃溃疡大鼠模型，相应于胃络瘀阻型+肝胃不和型胃溃疡，因机体的应激反应，加重黏膜出血、糜烂、溃疡等症状，实验表明，预针刺合募配穴与俞募配穴可以有效防止胃黏膜的损伤，可能与抗氧化应激（氧化-抗氧化平衡）反应有关。

1.5.1.2　胃溃疡的现代认识

胃溃疡是常见病、多发病之一，其发生主要与黏膜损害和黏膜自身防御修复等因素之间失衡有关。常见病因有幽门螺杆菌感染、非甾体抗炎药、胃酸分泌异常、药物、应激、激素等，还有研究表明心理因素及不良生活习惯均可诱发溃疡。典型的胃溃疡疼痛具有长期性、周期性和节律性等特点。其他表现为饥饿不适、饱胀嗳气、泛酸，严重时可有呕血与黑便。该病病程长、易反复，严重影响患者的工作和生活质量。倘若不及时治疗，病情迁延进一步发展，则可导致患者出现胃穿孔、出血，甚至恶性病变等严重的并发症，危及患者生命。

流行病学调查发现，胃溃疡发病有明显季节性，如 11 月、12 月及 1~3 月气温骤变和天气寒冷时易发病，夏季气候温度稳定，发病率最低。北方与华南地区患者比例约为 3∶1；随着年龄增长，胃溃疡的相对发病率会显著上升，发病年龄高峰为 50~60 岁，男女比例为 3.6∶1，复发率为 60%~80%；约 10% 的人在其一生中某个时期曾患过此病。世界各国人群发病率有显著差异，不同时期、地理、气候、民族、遗传和生活习性等均对胃溃疡的流行病学有一定影响。

　　随着生活节奏加快，不良生活习惯，社会、工作、家庭、心理负担加重，胃溃疡的发病率有逐年上升的趋势。有研究发现人们处在战争时期、大地震、经济危机期间胃溃疡的发生率和穿孔并发症往往也会增高，进一步研究发现 30%~65% 的消化性溃疡是与精神应激有关的。精神应激在胃溃疡发病中的作用受到越来越多的关注，关于精神应激导致胃溃疡形成机制的假说有：酸反弹理论、黏膜血流急剧减少理论、免疫抑制理论、前列腺素总量不足理论等。总结起来说，精神应激最终是通过增加胃黏膜的侵袭力，比如幽门螺杆菌感染，胃酸、胃蛋白酶的消化作用等和降低胃黏膜自身的防卫能力，比如减少胃黏膜血流、减少前列腺素释放、破坏黏液碳酸氢盐屏障和减少表皮生长因子生成等，使对胃黏膜的侵袭力和胃黏膜的自身防卫能力失去平衡，而导致胃溃疡的发生。

　　其中应激性胃溃疡，主要是在应激状态下（包括各种创伤、长时间高强度运动、危重病、休克等）因心理应激、大型外科手术、严重创伤或其他危重疾病导致的胃、食管或十二指肠等胃肠道黏膜的急性糜烂、溃疡等，主要临床表现以炎性糜烂、浅表溃疡及出血为特征的急性胃黏膜病变。随着社会压力的增加，应激性胃溃疡已逐渐成为临床常见病，且有增高的趋势。临床胃镜表明，85%~100% 的患者都会发生应激性胃溃疡，6%~20% 的患者会伴随出血，由它引起的大出血、穿孔及休克，死亡率很高。比如颅脑外伤后应激性消化道病变的发生率可高达 91%，其出血率为 16%~47%，出血后死亡率可高达 30%~50%。

　　应激性胃溃疡的发生机理非常复杂，研究者总结主要与局部因素、神经因素、体液因素等有关。在局部因素中，胃黏膜自身的保护屏障遭到破坏，内源性与外源性的攻击因子作用增强，使胃黏膜细胞加速凋亡，进一步导致细胞代谢紊乱、胃黏膜血液循环障碍、黏液-黏膜屏障破坏、碳酸氢盐分泌的减少、黏膜血流减少，使胃黏膜防御功能的减弱，最终形成溃疡，这也是对应激性胃溃疡发生机制的一个新关注点，认为无论何种应激性损伤因素通过何种方式作用于胃黏膜，最终结果都会造成细胞结构和功能的破坏，以致黏膜损伤，主要表现为胃黏膜攻击因子和保护因子的平衡失调，最终导致溃疡形成。

　　对于应激性胃溃疡治疗目前主要采用早期预防，一旦发生大出血，其死亡率非常高。目前对此病的防治，国内外尚无较为满意的方法，西医主要采用积极治疗原发病的前提下，用抗酸药、前列腺素及手术等防治方法，但疗效不佳。随着研究不断深入，最近又有新的研究成果，如下所示。

（1）幽门螺杆菌诱导巨噬细胞导致炎症。

幽门螺杆菌是众所周知的引起胃溃疡的原因。最近研究表明，幽门螺杆菌引起胃黏膜的特定超微结构改变。特别是在发展中国家，有数据表明很多婴儿感染了这种病毒，这种感染最初会引起胃酸分泌的短暂下降，从而使低级肠道病原体得以传播，导致腹泻和营养不良。当感染在婴儿期发生时，胃的产酸细胞会参与炎症反应，并且终生减少酸输出量。这意味着以后的人生中会很少发生十二指肠溃疡。但是，最终胃部炎症会导致萎缩性胃炎，并且在具有其他致病因素的情况下，可能会发展为胃癌。另有研究表明，感染了幽门螺杆菌的人比未感染的人身材矮小。幽门螺杆菌对胃黏膜的黏附是感染的先决条件，最近已显示出新的黏附二元模型。幽门螺杆菌的伴侣蛋白诱导巨噬细胞分泌细胞因子，从而导致免疫级联和炎症。

（2）组织学和超微结构评估胃溃疡愈合的质量。

长期以来，人们一直认为胃溃疡或十二指肠溃疡治愈后，其溃疡部位的黏膜也就恢复正常了，该假设完全基于内窥镜的表面视觉检查，很少有溃疡患者做组织学和超微结构检查深层黏膜是否完全愈合。我们在一些实验研究中，分析了乙酸诱发的大鼠胃溃疡的发生、发展和愈合过程，并评估了溃疡完全愈合区域中胃黏膜的组织学和超微结构特征。在每个研究间隔（2周、2个月、3个月和4个月），被"治愈"的溃疡的胃黏膜出现黏膜表面重新上皮化，但是上皮下黏膜显示出明显的异常。瘢痕形成有两种类型：①溃疡愈合区域的黏膜较薄（比正常黏膜薄25%~45%）、结缔组织增加、腺细胞的分化和/或变性变化较差；②黏膜显示胃腺明显扩张、腺细胞分化不良、支持性微血管网络减少。从理论上讲，这些异常会干扰氧合作用、营养供应以及黏膜抵抗力和防御力，因此，它们可能是溃疡复发的基础。这些观察结果表明，黏膜结构恢复的质量才是确定溃疡复发风险的最重要因素。这些研究结果的临床相关性得到了一项初步研究的支持，在该研究中，被"治愈"的十二指肠溃疡患者的上皮下黏膜发现了明显的组织学异常。

（3）溃疡愈合过程中参与胃黏膜再生的生长因子和信号转导途径。

溃疡是一种穿透胃肠道黏膜和肌层黏膜的坏死性病变。溃疡愈合是一个复杂且受到严格控制的过程，有研究表明可通过上皮和结缔组织细胞的增生和迁移来填充黏膜缺损。

该过程包括在疤痕内重建连续的表面上皮层、腺上皮结构、微血管和结缔组织。具体过程如下：溃疡边缘黏膜中的上皮细胞增殖并迁移到肉芽组织上，使溃疡重新上皮化。其中生长因子，例如表皮生长因子（EGF）、碱性成纤维细胞生长因子（bFGF）、三叶肽（TP）、血小板衍生生长因子（PDGF）和其他通过再生细胞局部产生的细胞因子，控制细胞的上皮再生和重建腺结构。这些生长因子中作用最显著的是 EGF，可通过 EGF-R-MAP（Erk1/Erk2）激酶的信号转导途径触发上皮细胞增殖。

溃疡基底部的肉芽组织由成纤维细胞、巨噬细胞和增生的内皮细胞组成，研究表明机体内的生长基因表达可严格控制溃疡愈合的时间顺序及肌层空间顺序。具体来说，它们在 bFGF、血管内皮生长因子（VEGF）和血管生成素的促进作用下，可生成血管及毛细血管，从而促进重建黏膜瘢痕中的微血管，这对于体内氧气和营养物质输送至愈合部位至关重要。反过来说，激活血管生成生长因子及其受体表达的主要触发因素可能是缺氧。

研究进一步发现胃溃疡的修复需要上皮结构和其下的结缔组织重建血管和肌肉层。其中生长因子能够调节重要的细胞功能，比如细胞增殖、迁移、分化、分泌和细胞外基质的降解，因此在此过程中涉及的几种生长因子，如表皮生长因子（EGF）、转化生长因子-α（TGF-α）、肝细胞生长因子（HGF）和三叶因子（TFFs）主要参与上皮结构的重建。血小板衍生生长因子（PDGF）、碱性成纤维细胞生长因子（b-FGF）、VEGF 和转化生长因子 β（TGF-β）起到促进肌肉细胞生成、重建血管和平滑肌中的结缔组织的作用，并为细胞迁移和分化提供细胞外基质底物。研究发现这些因素在组织愈合过程中都是必不可少的。更深入的研究发现这些生长因子及其受体的表达在溃疡愈合过程中呈现增加趋势，并且可调节受体结合和转导有关的细胞内信号传导。比如 EGF、TGF-α 和 TFF 一般存在于胃液或黏膜中，在损伤后立即发挥作用，直到新合成的 EGF 和 TFF 从溃疡边缘释放出来。进入愈合过程，如遇到中和抗体抑制其作用可能导致溃疡愈合延迟，而重组或天然类似物的给药可以改善溃疡修复。

（4）胃和食管溃疡愈合过程中上皮再生和新血管形成的分子机制。

胃溃疡的愈合包括炎症、细胞增殖、上皮再生、腺体重建、肉芽组织形成、新血管形成、各种细胞与基质之间的相互作用以及组织重塑，从而形成疤痕。所有这些事件均受细胞因子和生长因子、胃肠激素〔包括胃泌素、CCK 和食欲肽（如生长素释放肽、食欲素 A 和肥胖抑制素）〕以及 COX-2 产生的前列腺素的控制。这些生长因子和激素利用 Ras、MAPK、PI-3K/AKT、PLC-γ 和 Rho/Rac/肌动蛋白信号通路触发细胞增殖、迁移和存活。缺氧通过缺氧诱导因子（HIF）触发这些基因激活（如 VEGF）。生长因子（EGF、HGF、IGF-1）的受体和 COX-2 对胃溃疡愈合过程中胃腺的上皮细胞增殖、迁移、上皮细胞再生很重要。血清反应因子（SRF）对于重新上皮化和肌肉恢复也是必不可少的。VEGF、bFGF、血管生成素、一氧化氮、内皮素、前列腺素和金属蛋白酶对于胃溃疡疤痕内的血管生成、血管重塑和黏膜再生很重要。SRF 是 VEGF 诱导的血管生成的关键限制因素。食道溃疡的愈合与胃溃疡的愈合相似，但 KGF 及其受体是上皮再生的关键因素。除了来自活细胞黏膜的局部黏膜细胞与坏死接壤外，循环骨髓衍生的干细胞和祖细胞对于溃疡愈合也可能是重要的，有助于上皮和结缔组织成分的再生和新血管形成。

还有研究表明，胃溃疡愈合（即黏膜肌层和黏膜结构的重建）是用增生和迁移的上皮细胞和结缔组织填充黏膜缺损的活跃过程，会与溃疡形成的相邻黏膜区域形成愈合区，该区域的胃腺扩张，腺内的上皮细胞会脱落，表达 EGF 受体并增殖。增殖是由编码 EGF 及其受体基因的局部激活触发的。从溃疡边缘开始，增殖的上皮细胞迁移到肉芽组织上以覆盖（重新上皮化）溃疡，并延伸入肉芽组织以重建溃疡疤痕中的胃腺。溃疡基底部的肉芽组织（其生长至少部分受成纤维细胞生长因子调节）为微血管网络的恢复提供了微血管，为黏膜瘢痕内固有层的恢复提供了结缔组织。溃疡愈合反映了溃疡边缘愈合区的上皮成分与起源于肉芽组织的结缔组织成分（包括微血管）之间的动态相互作用。

进一步研究表明，在炎症的早期，TNF-α 和白介素调节细胞迁移和增殖。在溃疡的基础上，b-FGF 刺激血运重建，TGF-β 刺激胶原蛋白合成。再上皮化是由 EGF 介导的，它可以加速动物模型中的溃疡愈合，而 TGF-α 参与黏膜保护。由皮肤病学实验所知，细胞外基质（ECM）对于溃疡疤痕的稳定性和质量很重要。最近证实了在愈合的胃溃疡中 Ⅰ 型和 Ⅲ 型胶原蛋白增加，这可能阐明了 ECM 蛋白在胃溃疡愈合过程中的特殊作用。

其中 SPARC（半胱氨酸酸性且富含半胱氨酸的分泌蛋白）是一种基质相关的糖蛋白，在体外和体内都会影响多种细胞活性。SPARC 及其相关肽与细胞外基质（ECM）的几种蛋白质结合，影响 ECM 蛋白表达、改变细胞形状、减少细胞黏附、影响迁移，并调节生长因子诱导的细胞增殖和血管生成。SPARC 在胚胎发育过程中以及对组织损伤的反应中影响细胞与细胞外环境的相互作用。

（5）氧类成分对胃溃疡的影响。

有证据表明活性氧参与人类疾病的病因和生理病理，例如神经退行性疾病、炎症、病毒感染、自身免疫病理和消化系统疾病，具体如胃肠道炎症和胃溃疡。

①环氧合酶 2-对维持胃黏膜完整性和溃疡愈合的影响。

环氧合酶（COX）是前列腺素合成的关键酶，存在两种同工型（COX-1 和 COX-2）。COX-1 在胃肠道中大量表达，通过连续产生前列腺素来维持黏膜完整性，主要在炎症过程中被诱导。在此机理下，已开发出不影响 COX-1 的选择性而选择抑制 COX-2 的胃肠道保护性抗炎药。在急性和慢性（3 个月或更长时间）给药后，实验动物和人类对它们的耐受性似乎很好。但是，越来越多的证据表明，COX-2 的生理作用比介导疼痛和炎症还重要。因此，当抑制 COX-1 时，胃和肠的损害不会发展，而只有当 COX-1 和 COX-2 的活性都被抑制时才发生。选择性 COX-2 抑制剂与非 COX-2 特异性非甾体抗炎药（NSAIDs）一样，延迟了实验性胃溃疡的愈合。当长期给实验动物此药后，它们会激活实验性结肠炎并引起肠穿孔。观察到 COX-2 mRNA 和蛋白质的表达在溃疡边缘上调，这与上皮细胞增殖和生长因子表达的时间和空间关系上产生了关联，从而证明了 COX-2 直接参与溃疡愈合。此外，越来越多的研究表明，在胃黏膜被有害物质侵袭或局部缺血-再灌注过程中，COX-2 mRNA 和蛋白质的表达会上调。这些观察结果表明，COX-2 代表（除 COX-1 之外）胃肠道黏膜的另一道防线，这是维持黏膜完整性和溃疡愈合所必需的。

在发达国家，因为幽门螺杆菌感染的溃疡变得越来越少，然而使用非甾体类抗炎药（NSAIDs）引起的溃疡仍然是主要的临床问题，但尚未通过引入 COX-2 选择性抑制剂解决。最近的研究表明，可以通过并用质子泵抑制剂来阻断胃酸分泌，从而在很大程度上预防 NSAID 引起的溃疡。在需要使用阿司匹林预防心血管疾病的患者中，发现阿司匹林与质子泵抑制剂的并用比使用另一种不阻断胃前列腺素产生的抗血小板疗法（如氯吡格雷）更安全。最近的几篇论文进一步阐明了 COX-2 对胃黏膜防御和溃疡愈合的作用。在某些情况下，COX-2 产生强效的胃保护物质［15-R-脂蛋白 A（4）］，该物质的类似物可能具有预防胃溃疡的治疗价值。一氧化氮释放型非甾体抗炎药在限制胃肠道损害方面仍有潜力，即使与阿司匹林联用也是如此。最近的研究支持以下观点，即血小板对溃疡的愈合起主要作用，并且血小板中几种关键生长因子的释放似乎受到蛋白酶激活受体的调节。

②前列腺素对溃疡愈合的作用。

小剂量的胃保护剂量外源性前列腺素（PG）不能影响胃十二指肠溃疡的愈合，但以较大的胃抑制剂量使用时会加速愈合，这些剂量似乎可以增强溃疡区域的 COX-2 表达和 PGE2 生成。COX-1 和 COX 抑制剂会延迟溃疡的愈合，尤其是当两种 COX 亚型都受到抑制时，例如通过消炎痛、地塞米松可降低 COX-2 的表达和 PGE2 的黏膜生成，从而延迟溃疡愈合，可通过添加小剂量的外源性 PGE2 来逆转溃疡愈合。质子泵抑制剂（PPI），例如奥美拉唑和 PGE 类似物，主要是由于有效抑制胃酸分泌而加速溃疡愈合，但它们也可以增加溃疡性黏膜中 COX-2 的表达和酶活性。在溃疡边缘产生的内源性 PG 似乎参与了由生长因子和肠激素（如胃泌素或 CCK 和褪黑激素）促进的溃疡愈合，至少部分是通过增加 COX-2 的诱导作用和 PGE 的局部释放来起作用的。在溃疡区域，生长因子（如 EGF、TGFα、HGF）和某些肠道激素（胃泌素、CCK）以及褪黑激素的溃疡愈合活性可以通过抑制 COX-1 或 COX-2 抑制剂的治疗而减弱，这些抑制剂可以抑制 PGE 的释放来增强 COX-2 的表达。结论是：内源性 PG 主要来自溃疡边缘的 COX-2 上调，在外源性 PG、PPI、生长因子、肠道激素和褪黑激素的溃疡愈合中起着关键作用，而 COX-1 和 COX-2 抑制剂可通过延缓溃疡的愈合，抑制 PG 的产生，并增加溃疡区域的 COX-2 表达。

③褪黑素在应激引起的急性胃损伤的胃保护和慢性胃溃疡的治疗。

研究表明，胃黏膜被有害物质侵袭后，胃被损害的程度取决于促进这种损害的因素与激活自然防御机制的因素之间的平衡。之前的研究表明，抗氧化物质是激活自然防御机制或保护胃黏膜的主要物质，主要有抗氧化酶［如 SOD、谷胱甘肽过氧化物酶（Glutathione Peroxidase，GSH-Px）和过氧化氢酶（Catalase，CAT）等］、非酶抗氧化剂（GSH、泛醌还原物、抗氧化维生素、金属硫蛋白、硫氧化蛋白和还原性物质如尿酸、胆红素和铜蓝蛋白等）以及能够阻隔过渡金属的蛋白。最新研究表明褪黑素也可防止因压力引起的急性胃损伤的形成，并由于一氧化氮（NO）合酶（NOS）-NO 和环氧合酶的活性增加而加速了慢性胃溃疡的愈合（COX-PGE2）系统导致黏膜血流量和黏膜完整性增加。褪黑激素由松果体产生，通过胃肠道释放并循环进入循环系统。由于其抗炎和抗氧化特性，褪黑激素可能是防止急性胃损伤发展和加速慢性胃溃疡愈合的最有效保护因子之一，可能是由于促炎细胞因子生成减少，清除了自由基氧 COX-PG 和 NOS-NO 系统的种类和激活，以及刺激脑肠轴传入的感觉神经。

④热休克蛋白在胃炎症和溃疡愈合中的作用。

随着在胃中发现胃酸和胃蛋白酶，人们对以下问题提出了质疑："为什么胃不消化自身？""在胃内胃酸的持续作用下，胃如何保持其正常完整性？""胃如何抵抗大量幽门螺杆菌（H. pylori）感染或持续服用非甾体抗炎药（NSAID）？"有人已经提出"胃黏膜屏障"或"防御系统的存在"可能是这些问题的答案。胃黏膜屏障的第一级包括分泌到管腔中的因素，包括碳酸氢盐、黏液、免疫球蛋白、其他抗菌物质（包括乳铁蛋白）和表面活性磷脂。防御系统的第二级是胃上皮细胞，它对酸或刺激物具有显著的抵抗力，并形成相对较弱的被动扩散屏障。另外，如果上皮的连续性被破坏，它能够进行极快的修复和复原。胃黏膜屏障的第三个水平是黏膜微循环，与黏膜和黏膜下层的感觉传入神经协同作用。酸或毒素向黏膜的反向扩散会导致神经系统介导的降钙素基因相关肽的升高，这有助于增强黏膜血流，对于限制损伤和促进修复至关重要。防御的第四级是黏膜免疫系统，由肥大细胞和巨噬细胞组成，它们产生炎症反应以应对攻击。已知所有上述因素均有助于"胃黏膜保护"的精心设计。近年来，热休克蛋白（HSPs）被认为是在细胞内水平上用于胃防御机制的另一个因素。某些 HSP 在非压力条件下表达，并在维持正常细胞完整性中起重要作用，但通常认为 HSP 通过重折叠部分受损的功能蛋白或增加前体蛋白向重要细胞器的传递来改善细胞恢复，例如线粒体和内质网，通过它们线粒体可能完成有效的黏膜防御机制并实现溃疡愈合，主要可能是保护与细胞保护有关的关键酶。

⑤氧自由基对胃溃疡的作用。

在充足的血液和氧供应下，正常的黏膜细胞线粒体内进行着有序的氧化过程，这是细胞内提供能源的主要方式。分子氧（O_2）在一连串的单电子转移过程中被逐步还原为 H_2O，如果还原不完全，可产生超氧自由基。这种自由基的最外层有不成对的电子，具有高度的反应活性，可成为很强的氧化因子。超氧自由基对细胞的损伤作用主要是对维持细胞膜结构有重要作用的不饱和脂肪酸过氧化作用，并且伤害线粒体和溶酶体等亚细胞结构。研究认为，"缺血–再灌注" 和乙醇灌胃引起的胃黏膜损伤可能有氧自由基参与致病过程。氧自由基也称为活性氧，主要包括超氧自由基（$\cdot O_2^-$）、过氧化氢（H_2O_2）、羟自由基（$\cdot OH$）和单线态氧（$^1O_2$）等，它们对生物大分子（如脂质、蛋白质、核酸和多糖）具有损伤作用，因而可造成细胞的损伤。机体在代谢过程中可产生一定量的活性氧，但在正常情况下可通过自身的自由基清除系统而将它们迅速清除掉。自由基引起的组织损伤一般与体内自由基的生成增多或/和清除系统功能的减弱有关。氧自由基是急性胃黏膜损伤的重要起始因子。应激过程中，胃黏膜循环障碍，微血管通透性增加以及局部水肿、缺血等因素会导致脂质过氧化物含量升高，自由基产生增加，组织出现过氧化物损伤。胃黏膜保护的有效核心是足够的胃黏膜血流，胃黏膜血流不仅输送氧气和营养物，还有输送碳酸氢盐、排出氢离子以及参与细胞保护等功能。所有减少胃黏膜血流的因素都不利于胃黏膜的防御。SOD、二甲亚砜和甘露醇均可明显地减轻胃黏膜的出血性损伤。这也表明，应激过程中胃黏膜内活性氧生成的增多可能是引起胃黏膜损伤的重要原因。其次，我们发现在应激过程中胃黏膜脂质过氧化加强，表现为其分解产物 MDA 含量随应激时间的延长而进行性升高。活性氧损伤细胞的重要机制之一是引起质膜上的多不饱和脂肪酸发生脂质过氧化，因此这一结果从另一方面说明应激过程中氧自由基产生增多。最后，我们分析了氧自由基在应激时产生的源泉。目前已知，体内有多种途径产生活性氧，其中最受重视的为黄嘌呤氧化酶（XO），过去，关于 XO 在胃的研究报道极少。有研究者利用酶组织化学的研究方法显示出，胃黏膜含有较丰富的 XO，邻近胃腔的表层黏膜尤为丰富，这一分布特征与应激性胃溃疡主要局限于浅表胃黏膜的病理学表现相吻合。对 XO 活性的测定表明，随应激时间延长胃黏膜内 XO 活性显著地升高。

⑥产氧肽参与胃黏膜完整性和慢性胃溃疡愈合的机制。

产氧肽是一组内分泌激素，对许多生理功能产生多效影响，包括调节进食行为和能量消耗，释放生长激素（GH）和对心脏的正性肌力作用。这些肽中的某些肽（如生长素释放肽）最初在胃黏膜中鉴定，不仅参与了食物摄入和生长激素释放的控制，而且发挥了免疫调节和抗炎特性。研究表明，食欲肽，如生长素释放肽、食欲素-A 和肥胖抑制素，除了在食物摄入机制中起着重要作用外，还具有有效的胃保护作用，可抵抗由多种因素引起的急性胃黏膜损伤溃疡原。这种保护作用取决于迷走神经活动和由 NOS/NO 和 COX/PG 系统介导的充血和从感觉传入神经释放的 CGRP。另外，由于特定 GHS-R1a 和 OX-R1 受体和 PG/COX 系统的活化，生长素释放肽和食欲肽-A 参与了先前存在的胃溃疡的愈合机制。

⑦NO 对胃溃疡的作用。

一氧化氮（NO）与前列腺素、感觉神经肽如降钙素基因相关肽（CGRP）等共同作用，对调节胃肠道黏膜血流量，以及维持黏膜完整性和微血管屏障的正常功能有重要作用；NO 还参与调节胃的酸碱分泌，对溃疡愈合有促进作用，胃肠道溃疡的发生与 NO 生成量的异常有关，许多胃黏膜保护性药物通过 NO 产生作用，在非甾体类抗炎药中加入可释放 NO 的成分，可有效地抵抗其造成胃黏膜损伤的副作用。

（6）炎症介质对胃溃疡发展的影响。

炎性细胞如中性粒细胞、巨噬细胞、树突细胞、淋巴细胞和肥大细胞产生重要的细胞因子、趋化因子和生长因子。这些免疫细胞与角质形成细胞、成纤维细胞、内皮细胞以及复杂网络中的细胞外基质相互作用，促进和调节伤口愈合。异常和持续的炎症可能导致伤口愈合延迟、疤痕形成或慢性伤口。靶向参与炎症反应的分子可能具有巨大的潜在治疗价值。

①白介素多态性对胃癌和消化性溃疡发展的影响。

研究表明，通过慢性幽门螺杆菌（$H. pylori$）感染激活的炎性细胞在胃黏膜中产生促炎细胞因子。这些细胞因子基因的多态性与胃黏膜细胞因子 mRNA 水平的个体差异有关，这导致胃黏膜炎症，酸抑制和响应幽门螺杆菌感染的十二指肠疾病风险的差异。尽管已经报道白介素（IL）-1β、IL-1RN 和 TNF-α 的多态性与胃癌和消化性溃疡的风险有很好的关系，但 IL-2、IL-4、IL-6 和 IL-8 的基因多态性是不清楚的。在使用以前研究数据进行的组合分析中，我们发现，胃癌非心脏病的发生风险与 IL-4-168 C 等位基因（OR：0.81，95%CI：0.69~1.00）和 IL-4-590 T 等位基因携带者状态（0.61、0.53~0.73）和 IL-6-174 G/G 基因型（2.02、1.31~3.10）。在消化性溃疡发展中，IL-2-330 G 和 IL-4-590 T 等位基因携带者的风险显著降低（分别为 0. 37、0. 27~0. 50 和 0. 58、0. 34~0. 99）。此外，IL-2、IL-4、IL-6 和 IL-8 基因型的流行程度在人群之间也不同。炎性细胞因子基因多态性（例如对应胃癌为 IL-4-590 和 IL-6-572，对应消化性溃疡为 IL-4-590、IL-6-572 和 IL-8-251）。这些细胞因子基因多态性，以及 IL-18、IL-1RN 和 TNF-α 的基因多态性，可用于识别胃癌和消化性溃疡风险较高的人群。

②炎症的脂质介质对胃溃疡的影响。

在溃疡的实验模型中，关于白三烯、血栓烷和血小板活化因子等介质的作用已经有了很多了解，但支持这些介质在人胃溃疡中作用的研究却非常缺乏。胃溃疡和其他任何伤口一样，是由炎症引起的。炎症是对组织损伤的防御反应，有两个主要目标：第一是防止微生物、其分泌物或降解产物进入体循环；第二是从损伤部位移除受损组织，以便进行修复。然而，炎症可以被认为是一把“双刃剑”，因为在某些情况下，炎症反应本身似乎是有害的。化学介质的局部释放会导致组织坏死，要么通过激活粒细胞重新释放蛋白水解酶和自由基，要么通过血管收缩和水肿减少组织的氧和营养供应。这些介质也可能发挥趋化作用，导致吞噬细胞聚集到损伤部位。任何脂质炎症介质均会导致胃溃疡，而对该介质拮抗剂的开发将是治疗胃溃疡的有效方法。在考虑一种特定的介体如何与溃疡的发病机制有关时，必须考虑哪些细胞释放介体，以及这种释放是对哪些刺激的响应。例如，在整个胃肠道中大量发现的黏膜肥大细胞能够响应免疫球蛋白 E（IgE）的激活而产生白三烯（LTC4）。当致敏组织受到抗原攻击时，LTC4 可以解释观察到的许多效应。LTC4 可直接作用于血管内皮，增加血管通透性，导致血浆蛋白渗漏至间质。这种白三烯也能刺激平滑肌收缩，可能导致肠过敏反应相关的运动改变，或肺过敏反应相关的支气管收缩。当适当刺激时，黏膜肥大细胞释放的另一种介质是血小板活化因子（PAF）。PAF 像 LTC4 一样，可以作用于血管内皮细胞以增加其渗透性，并且可以增加中性粒细胞对内皮细胞的黏附。除了响应 IgE 或抗原的刺激而从肥大细胞释放外，PAF 还可以通过各种其他细胞类型响应细菌内毒素而释放。因此，胃肠道上皮的最初损伤可导致细菌的渗透，随后大细胞的吞噬作用，以及内毒素向间质的释放。这种内毒素可以触发 PAF（以及 TNF-α、IL-1 和其他细胞因子）从常驻巨噬细胞和内皮细胞释放，从而激活浸润的中性粒细胞并增加血管通透性。顾名思义，PAF 也能激活血小板。除了刺激聚集，PAF 还能刺激血小板释放其他自体同源物（血栓素、血清素和血小板因子 4），这些自体同源物本身能放大炎症过程。脂质介质在溃疡发病中可能起重要作用的另一种情况是缺血再灌注。在这种情况下，PAF 的细胞来源可能是血管内皮。还有研究表明，胃和小肠依赖于自由基对裸露基底膜的氧化作用，这些损伤模型也是鲁米那酸的作用，有研究表明这依赖于循环中性粒细胞。现在这种保护是通过以下两种方式提供的：在损伤部位黏液和纤维蛋白覆盖后的组织再灌注期间，以及局部缺血期间，PAF 的局部产生增加了血浆蛋白从黏膜血管的释放，将 PAF 注射到大鼠体内，我们观察到明显的上皮细胞。还有研究表明前列腺素增加了胃组织髓过氧化物酶的水平，可以加速复原过程，一种主要在嗜天青颗粒中发现的酶，但研究并不充分，现在很难解释。另外的研究表明，PAF 还可能在激活前列腺素方面发挥作用，前列腺素可能只是减少了中性粒细胞释放蛋白酶和自由基的损伤深度，而不是直接的作用。中性粒细胞可能是 PAF 溃疡形成作用最重要的靶细胞。除了导致观察到的 PAF 给药后黏膜血流减慢之外，嗜中性粒细胞还会响应 PAF 刺激释放营养因子，从而导致组织坏死。如上所述，中性粒细胞衍生因子，包括自由基、蛋白酶和髓过氧化物酶，可能导致多种形式的实验性溃疡和人类胃肠道溃疡。

③TLR 对急性胃溃疡时的愈合的作用。

Toll 样受体（TLRs）是模式识别受体，识别微生物的病原体相关分子模式或受损细胞的危险相关分子模式。TLRs 的发现揭示了伤口愈合中炎症性或先天免疫反应的启动机制。现有证据表明，多种类型的细胞，包括浸润或驻留的炎性细胞、角质形成细胞、成纤维细胞和内皮细胞，表达特定类型的 TLR。某些 TLR 的实验性减少或用 TLR 配体治疗伤口已被证明影响伤口愈合。更好地理解 TLRs 在皮肤伤口愈合过程中与先天免疫反应的关系，可能会提出提高组织修复质量的新策略。

在过去的 20 年里，在哺乳动物中至少发现了 13 种 TLR。越来越多的证据表明，TLRs 通过调节先天免疫反应和适应性免疫反应，在宿主防御中发挥着关键作用。TLRs 在许多细胞类型上表达，如巨噬细胞、中性粒细胞、树突细胞（DCs）、朗格汉斯细胞（LCs）、肥大细胞、淋巴细胞、内皮细胞（ECs）、角质形成细胞和成纤维细胞。TLRs 是识别病原体相关分子模式或外源配体的重要模式识别受体。它们与微生物上的多种 PAMPs 结合，包括在病毒、细菌、真菌和寄生虫中发现的 PAMPs。TLRs 检测这些生物体表面或内部的特定分子。除了检测保守的 PAMPs 外，TLRs 还识别危险相关的分子模式（DAMPs），也称为内源性信号。DAMPs 是受损细胞或组织损伤后释放的宿主生物分子。DAMPs 包括细胞核或胞质成分，如 DNA、RNA、B-防御素、热休克蛋白（HSPs）、S100 蛋白、游离脂肪酸和高迁移率族盒 1 蛋白（HMGB1）。

所有 TLR 都有胞外结构域、跨膜结构域和高度同源的细胞质 toll/白细胞介素（IL）-1 受体结构域（TIR）。TLR1、TLR2、TLR4、TLR5、TLR6、TLR10 和 TLR11 存在于细胞膜表面，而 TLR3、TLR7、TLR8、TLR9、TLR12 和 TLR13 存在于细胞内隔室的膜上，例如内质网、内体、溶酶体和内溶酶体，在那里它们识别微生物核酸。MyD88 依赖性途径导致炎症细胞因子如 TNF-α、IL-1、IL-6、IL-8、IL-12 和 MIP2 的 NF-κB 依赖性转录的诱导，以及特异性共刺激分子和黏附分子的产生。含 TIR 结构域的衔接子诱导干扰素 IFN-γ（TRIF）-依赖途径（或 MyD88-独立的信号传导途径）导致 NF-κB 和 IFN 调节因子的活化，进而分别导致炎性细胞因子和 I 型 IFN 基因的表达。

作为炎症阶段的一部分，损伤后不久，在伤口边缘的表皮下区域观察到大量中性粒细胞浸润。中性粒细胞通过对抗入侵的微生物和清除细胞碎片来保护宿主免受感染。另外，中性粒细胞产生许多生物活性物质，如活性氧、丝氨酸蛋白酶和基质金属蛋白酶（MMPs）。这些酶的不平衡产生会导致旁观者组织损伤，从而对修复过程产生负面影响。因此，中性粒细胞可能支持和损害伤口愈合。中性粒细胞表达 TLR1、TLR2、TLR4、TLR5、TLR6、TLR7、TLR8、TLR9 和 TLR10。中性粒细胞上发现的 TLRs 激动剂诱导细胞因子重新释放和这些细胞产生超氧化物。TLRs 对中性粒细胞的作用似乎在皮肤创伤愈合中起着重要作用，但是很少有研究。

随着中性粒细胞含量的减少，巨噬细胞成为伤口中的主要细胞类型。巨噬细胞在愈合过程中有两个主要作用：吞噬坏死或凋亡的神经营养细胞，提供重要的清除机制，以及产生细胞因子、趋化因子和生长因子，刺激炎症反应，有助于招募更多的炎性细胞，促进修复的增殖期，包括血管生成和组织再生。多项研究表明巨噬细胞在伤口愈合中起着不可或缺的作用。然而，已知巨噬细胞在伤口内表现出异常表型。早期伤口中的巨噬细胞产生更多的促炎因子（TNF-α 和 IL-6）和更少的 TGF-β，而在伤口愈合的后期则相反。因此，创伤巨噬细胞具有经典的和交替激活的巨噬细胞的特征（M1 和 M2）。巨噬细胞表达所有 TLR，但主要表达 TLR1、TLR2、TLR4、TLR5、TLR8 和 TLR13。配体对巨噬细胞的 TLRs 刺激减少了促炎细胞因子和抗菌肽的产生，并导致吞噬作用增强。与嗜中性粒细胞相似，巨噬细胞 TLR 在伤口愈合中的作用尚未得到很好的研究。

（7）神经对胃溃疡的作用。

①感觉神经元在胃溃疡恢复和愈合中的作用。

已经显示辣椒素敏感的传入纤维在急性胃保护中起关键作用。诸如降钙素基因相关肽（CGRP）的神经递质的释放以及随之而来的黏膜血流量的增加已被确定为辣椒素刺激这些纤维的保护作用的关键因素。

相反，急性和慢性胃黏膜损伤后感觉神经在组织修复过程中的参与尚未得到充分探索。然而，一些研究表明，辣椒素预处理不会影响乙醇对胃黏膜的快速修复（恢复）过程，但牛磺酸胆酸钠或一氯胺（一种已知的细胞毒性成分）可引起胃黏膜损伤后胃完整性的恢复。此外，有报道，在辣椒素脱咖啡因的大鼠中，盐酸诱导的胃部损伤愈合延迟（长达 1 周），这与酸的充血反应损伤有关。在具有感觉神经功能消融的动物实验中，吲哚美辛、局部缺血和再灌注、水分紧缺应激或高度乙醇应激的胃部病变的愈合被延迟。

在一个经过充分验证的模型中，通过皮下注射乙酸持续损伤达 4 周的大鼠诱发的慢性胃溃疡，感觉神经元的化学消融会对慢性溃疡的愈合过程产生负面影响。发现溃疡愈合的延迟与胃 CGRP 的组织水平的持续降低以及炎性介质和生长因子的改变有关，而胃分泌和排空并没有受到影响。综上所述，这些研究表明，辣椒素敏感的传入神经可通过释放 CGRP 介导充血反应并促进黏膜中的酸处置，从而在溃疡愈合过程中发挥作用。从治疗的角度来看，很明显，作用于该系统的化合物可能在胃部损伤的愈合过程中起作用。如降钙素基因相关肽（CGRP）的神经递质的释放以及随之而来的黏膜血流量的增加。

②自主神经对胃溃疡的影响。

胃腺有肾上腺素能和胆碱能自主神经纤维的紧密网络。胃腺被树状血管网包围，该血管网与自主神经纤维网一起形成支持组织。纤维通过 Falk-Hillap 方法对肾上腺素纤维的选择性染色和乙酰胆碱转移酶对乙酰胆碱纤维的染色来鉴定，表明每根纤维都到达细胞表面。神经纤维的定位和结构通过间接免疫荧光方法确定，该方法使用在神经元上表达分子量为 200kDa 的糖蛋白特异的抗体。这项研究表明，神经纤维通过肌束从黏膜下层延伸到固有层，并附着在黏膜细胞的外部。

③副交感神经与胃溃疡的影响。

副交感神经的过紧张状态，是应激性胃溃疡发生的原因之一。针灸预防应激性胃溃疡的发生，其作用机制为针灸缓和了副交感神经的过紧张状态。研究也表明，针灸预防了由于捆绑水浸刺激所引起的胃黏膜血流量的下降。针灸预防胃溃疡机制主要是通过中枢，作用于副交感神经末梢。

1.5.2　水浸束缚应激性胃溃疡动物模型的发展变化

水浸束缚应激性胃溃疡模型是 1979 年 guth 发明的经典胃溃疡模型制作方法，其成功率高，致死率低，广泛用于胃溃疡造模实验中，经 40 余年的发展，有许多改良的水浸束缚 SGU 模型造模方法出现，主要改良体现在水浸束缚的时间与器具上。

1.5.2.1　评估造模时间 15~20 h

水浸束缚 12 h 是最经典的方法，但根据最近的文献资料表明，延长造模时间同样可以制作出 SGU 模型，一般是在先给药后造模的情况下采用。毕云生等将大鼠捆绑后浸于（20±1）℃水槽中，液面在胸骨剑突上，连续 20 h 用来制作 SGU 模型。李菡等将小鼠给水不给食处理 24 h 后，将小鼠捆绑并置于水温为（20±2）℃的水中，浸泡 15 h，液面达到剑突之下。结果发现胃组织内及血清中抗氧化物质 SOD、NO 的水平降低，脂质过氧化物 MDA 及损伤因子 ET-1 的水平升高。

1.5.2.2　造模时间 6~7 h

还有文献表明，采用经典造模方法时间的一半，即 6~7 h 也可以制作出应激性胃溃疡模型，但需要相应增加禁食不禁水的时间，同时在捆绑器具上进行改进。聂秋璐等将小鼠禁食不禁水 24 h 后，放入自制的 50 mL 小鼠固定器内，小鼠头部向上，身体被禁锢后活动受限，液面始终保持于胸骨剑突下，在（20±2）℃下浸水 7 h 后取出即得。孟永海等将大鼠禁食不禁水 48 h 后，浸水 7 h 后取出。实验结果表明可以此造模方法与空白组相比降低 SOD 水平，升高 MDA、PEG_2 表达，调节中枢递质去肾上腺素（NE）、DA、5-HT 含量。

1.5.2.3　造模时间 2~3 h

这种改良后的方法造模时间更短，一般为 2~3 h，造模时所采用的水温更低，禁食不禁水时间也同步延长。薛婷等造模前给予动物 1 mL 95%乙醇，水温设定为（19±1）℃，造模前禁食不禁水 36 h，放入自制的 350 mL 固定器中（瓶身上部保留通气孔，距瓶底 3 cm 处剪开），液面与剑突处齐平，浸泡 3 h 后取出。改良的束缚水浸模型判定标准如下：精神萎靡，毛色暗淡发黄，腹部膨隆，饮食减少，干呕，便溏，体质量减轻。迟栋、林科名等采用禁食不禁水 24 h 后，先用乙醚将大鼠麻醉，固定捆绑四肢，浸泡于 23℃ 恒温水槽中，浸泡 2~3 h 后取出，同样成功地获得了应激性胃溃疡模型。实验结果表明，这种造模方法也可以观察到 SOD、MDA、PGE2、TNF-α、NO、ET-1 等氧化-抗氧化及炎症因子的变化，同时还有肠道菌群的变化等。

有研究表明，应激性胃溃疡发生时即再灌注后观察到的组织损伤是由于氧的重新引入，而不是缺血期损伤的延迟表现。已经证明，缺血 3 h 后，再灌注 1 h 所产生的黏膜损伤明显大于缺血 4 h 后无再灌注所产生的黏膜损伤，实验还观察到肠缺血 3 h 后，用脱氧灌注液再灌注 1 h，产生的黏膜损伤明显小于用氧合全血再灌注产生的黏膜损伤。此外，再灌注后再充氧导致更大黏膜损伤的假设也得到观察结果的一致支持，即抗氧化剂和氧自由基形成抑制剂（例如别嘌呤醇）仅减弱再灌注后表现出的黏膜损伤。

综上所述，本次实验采用禁食不禁水 48 h 后，再用 WIRS 法即捆绑并水浸于恒温水浴（22±1）℃ 中 3 h，液面始终让其保持在大鼠胸骨剑突水平的造模方式，最能表现缺血再灌注时体内的变化，对本次观察 TLRs 信号通路提供保证，并且造模成功率为 100%。本次实验通过观察胃组织肉眼及胃溃疡组织形态学的变化，同时结合 UI 及病变积分，发现预针刺合募配穴与俞募配穴均具有保护 SGU 大鼠黏膜组织的作用，这也说明合募配穴与俞募配穴可能具有"调衡防控"的作用。

1.5.3　论合募配穴和俞募配穴

合募配穴是王富春教授经过多年临床总结出的一种取穴简便、配伍精练、行之有效的配穴方法。王富春教授在国内首次提出"合募配穴治疗六腑病"的理论，并对合募配穴进行了较为深入的理论研究和配伍特点分析。下合穴与募穴的特点皆为治疗腑病，合募配穴就是指将六腑的下合穴与本经的募穴相配，取募穴与下合穴在主治上存在的共性，以相互协调、增强疗效的一种治疗六腑病的配穴方法。内腑或阳经的病邪常可由阳而入阴分的募穴，即

"阳病行阴",在募穴出现阳性反应,所以治疗时要"从阴引阳",选取募穴主治偏重内腑或阳经的病邪(阳病:包括腑病、实证、热证)。下合穴主治内腑病证,偏于通降,所以将募穴与下合穴相配,治疗腑病、实证、热证效果最好,经临床观察多用于治疗腑病。下合穴在下,与脏腑有纵向联系;募穴位于胸腹部,其位在上,与脏腑有横向联系,两者相配属于上下近远配穴法,上下呼应,升降相因,纵横协调,气机通畅,阴阳相续而腑病可除。如将胃腑的下合穴足三里与募穴中脘相配,可治疗胃脘胀痛、呕吐、泛酸等胃疾患。应激性胃溃疡属急症、实证、腑病,临床上针灸防治应激性胃溃疡的最常用腧穴即中脘、足三里,大量的临床疗效也验证了合募配穴防治胃腑疾病的高效性。

俞募配穴是临床上比较经典的特定穴配伍的方法。募穴位于腹部,又叫"腹募穴",募在阴,根据"阴病行阳,阳病治阴"规律,腑病(阳病)多与募穴(阴部)相联系,所以临床上腑病多选其募穴治疗。背俞穴位于背部,背为阳,根据"阳病行阴,阴病治阳"规律,脏病(阴病)多与背俞穴(阳部)相联系,二者在解剖位置上与相邻的脏或者腑最近,关系密切。临床上一般把病变脏腑的背俞穴、募穴配合起来运用,以发挥其协同作用,称为俞募配穴法,是前后配穴法、阴阳配穴法的典型实例,取"从阳引阴,从阴引阳"之意。一般来说,脏病、慢性病、虚证常常采用俞募配穴法。从临床上针灸治疗胃腑疾病选穴来看,胃俞配中脘仅次于中脘配足三里穴。采用合募配穴和俞募配穴方法治疗胃腑疾病远远高于其他配穴方法。

1.5.4 合募配穴和俞募配穴防治应激性胃溃疡的效应规律分析

在以往的研究中,通过对古今文献的收集整理,对胃腑的下合穴(足三里)、募穴(中脘)进行了考证及客观分析,主要对古今文献中治疗胃腑证的处方选穴进行统计学处理,归纳整理出胃腑证的取穴规律和特点,即胃腑证多取中脘、足三里,并在临床实践中,验证了这一理论。课题组又以胃腑病的典型病症应激性胃溃疡为例,从不同的角度进行针刺"中脘"和"足三里"后,观察应激性溃疡大鼠的胃电、胃运动、血清、尿液及胃组织影响的效应研究。李铁等采用不同针法针刺"中脘""足三里"对应激性胃溃疡模型大鼠胃电的影响进行了实验探究,提示依据合募配穴原则针刺对于应激性胃溃疡具有较好的治疗作用。陈琳对胃溃疡大鼠组织蛋白 SDS-聚丙烯酰胺凝胶电泳（SDS-PAGE）表达谱进行研究，得出合募配穴组疗效明显，其大鼠胃蛋白图谱与正常组没有明显差异。杨波通过对合募配穴针刺后胃溃疡大鼠胃蛋白质组的纳升级二维液相色谱分析，提出单纯针刺"中脘"穴和"足三里"穴远不及两者结合疗效明显，应激性胃溃疡大鼠胃组织蛋白酶解液中具有 5 种特异性多肽，针刺对应激性胃溃疡的治疗机制可能与这 5 种多肽含量的减少有关。周丹观察合募配穴对胃溃疡大鼠代谢物谱表达调节的研究后发现，针刺对应激性胃溃疡大鼠血清和尿的代谢物谱有特异性表达，有新的谱峰出现，也有消失的谱峰，且针刺合募配穴的特异性表达优于针刺单穴。王朝辉以应激性胃溃疡模型大鼠为载体，观察了不同配穴防治应激性胃溃疡大鼠的协同效应，实验观察到针刺使应激性胃溃疡大鼠胃组织 SDS-PAGE 凝胶电泳蛋白表达谱发生改变，针刺合募组穴的改变强于俞募组穴，并且二者都明显强于针刺单穴，表明合募组穴及俞募组穴对应激性胃溃疡大鼠胃组织蛋白表达有一定的特异性协同作用，针刺组穴对应激性胃溃疡大鼠胃组织蛋白的调整作用优于单穴。

临床上俞募组穴应用于胃腑疾病的治疗非常广泛而有效，而对其效应协同机制的研究则比较少见。有文献报道，电针胃俞募穴可使大鼠胃运动及迷走背核复合体中胃动素和胃泌素表达明显升高。综上，腧穴配伍规律研究是针灸学科发展中的基本科学问题之一，也是当代针灸工作者的历史使命。临床上腧穴配伍的形式多种多样，其基本模式是按部位配伍和按经配伍，但每个腧穴都有其特异的治疗作用，只有配伍精当，疗效才能确切，达到针灸治疗疾病时"疏通经络，扶正祛邪，调整阴阳"的目的。因此，科学合理的腧穴配伍是提高针灸疗效的关键。合募配穴和俞募配穴都是临床治疗胃腑疾病的主要配伍，但是合募配穴适用于急症、热证、腑病，因此临床上更多用于防治应激性胃溃疡，如能在大手术前进行针刺预防性治疗，则可以起到减少应激性胃溃疡发生的作用；而俞募配穴更适用于慢性病、虚证，在临床上更多用于治疗慢性胃腑疾病，如慢性胃炎、胃溃疡等。

2 预针刺不同配穴对 SGU 大鼠血清及胃组织氧化因子及炎性因子的影响

2.1 实验材料

2.1.1 实验动物及分组

与 1.1.1 同。

2.1.2 主要仪器与试剂

2.1.2.1 主要仪器

①台式离心机 美国 Thermo Fisher Scientific ST 40R 型。

②多功能酶标仪 美国 Bio Tek Synergy2 型。

③移液枪 Dragon KE0003087/KA0056573。

④涡旋混合器 天悦电子 TYXH-Ⅱ。

⑤冰箱 西门子 BCD-186。

⑥掌上离心机 Servicebio D1008E。

⑦磁力搅拌器 Scricebio MS-PB。

⑧匀浆仪 康涛科技有限公司 KZ-Ⅱ。

⑨分析天平 德国 Sartorius BSA224S。

2.1.2.2 主要试剂

①大鼠髓过氧化物酶（MPO）检测试剂盒 南京建成。

②大鼠丙二醛（MDA）检测试剂盒 南京建成。

③大鼠超氧化物歧化酶（SOD）检测试剂盒 南京建成。

④大鼠谷胱甘肽过氧化物酶（GSH-Px）检测试剂盒 南京建成。

⑤大鼠一氧化氮（NO）检测试剂盒 南京建成。

⑥大鼠内皮素 1（ET-1）检测试剂盒　南京建成。

⑦大鼠 IL-1β（IL-1β）检测试剂盒　南京建成。

⑧大鼠 TNF-α（TNF-α）检测试剂盒　南京建成。

⑨大鼠 IL-6（IL-6）检测试剂盒　南京建成。

2.2　实验方法

将抽取的大鼠腹主动脉血于室温下静置 20 min，3000 r/min 离心 10 min，分离血清后将其置于 -20℃ 下保存直至使用，用于检测 SOD、MDA、MPO、NO、GSH-Px、ET-1 的水平。将所需胃组织匀浆制成 10% 的胃组织溶液，4℃、3000 r/min 离心 10 min，用于检测 NO、MPO 的水平。

2.2.1　TBA 法测定血清 SOD 水平

测定 SOD（比色法）时上样量为 10 μL，加入 SOD 检测液后，37℃ 恒温水浴 40 h，随后放入显色剂，室温放置 10 min，取上清液 250 μL，于波长 550 nm 处测定吸光度值。

2.2.2　TBA 法测定血清 MDA 水平

测定血清 MDA（TBA 法）时取样量为 200 μL，加入 MDA 检测液后 95℃ 水浴 40 min，取出后流水冷却，4000 r/min 离心 10 min，取上清液 250 μL，于 532 nm 处测定吸光度值。

2.2.3　比色法测定血清及胃组织 MPO 水平

测定 MPO（比色法）时，上样量为 20 μL，加入 MPO 检测液后 60℃ 水浴 10 min，取出后立即在 460 nm 处测吸光度值。

2.2.4　硝酸还原酶法测定血清及胃组织 NO 水平

测定 NO（硝酸还原酶法）时，上样量为 10 μL，加入 NO 检测液后混匀，37℃ 准确水浴 60 min，再加入相关试剂后，充分漩涡混匀 30 s，室温静置 10 min，3500 r/min 离心 10 min，取上清液显色，在 550 nm 处测吸光度值。

2.2.5 比色法测定胃组织 GSH-Px 水平

测定 GSH-Px（比色法）时，取 5 μL 上样量，加入 GSH-Px 检测液后 37℃水浴 5min，3500r/min 离心 10 min，取上清液于 412 nm 波长处测定吸光度值。

2.2.6 ELISA 法检测血清 IL-1β、TNF-α 和 IL-6、ET-1 水平

取上清液 50 μL，依据 ELISA 检测试剂盒使用说明书操作，波长 450 nm 使用酶标仪读取吸光度值。

上述操作严格按照检测试剂盒说明书进行，根据各检测物质标准品的浓度和吸光度值制成标准曲线并根据标准曲线得出的公式计算。

2.2.7 统计分析

采用 SPSS 23.0 软件进行数据分析，计量资料以均数±标准差（$\bar{x} \pm s$）表示，多组间比较采用单因素方差分析，两两比较采用 LSD 检验，以 $P < 0.05$ 为有统计学意义，$P < 0.001$ 为显著差异，$P < 0.0001$ 为非常显著差异。

2.3 实验结果

2.3.1 各组大鼠胃组织中氧化-抗氧化因子的水平

胃组织中的 MPO 水平，模型组与空白组比较 MPO 水平显著上升（$P < 0.001$），俞募配穴组与模型组比较 MPO 显著下降（$P < 0.001$），合募配穴组与模型组比较下降不显著（$P > 0.05$），说明俞募配穴具有降低 MPO 水平的作用，与合募配穴组相比，其降低 MPO 水平作用强。胃组织 NO 水平中，模型组与空白组比较 NO 水平显著上升（$P < 0.05$），说明 NO 在胃组织中大量释放，过量生成的 NO 成为产生细胞毒作用的自由基性质的产物，合募配穴组与模型组比较显著下降（$P < 0.05$），俞募配穴组与模型组比较，上升但不显著（$P > 0.05$）。说明胃组织中合募配穴可显著降低 NO 的水平，而俞募配穴未见其作用，见图 2-1。

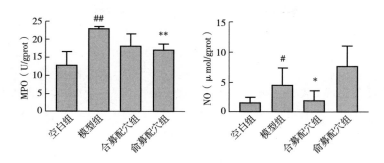

图 2-1　各组大鼠胃组织中氧化-抗氧化物水平变化（$\bar{x} \pm s$，9 只/组）

（## 与空白组比较，$P<0.001$；# 与空白组比较，$P<0.05$；** 与模型组比较，$P<0.001$；

* 与模型组比较，$P<0.05$）

2.3.2　各组大鼠血清中氧化-抗氧化因子的水平

模型组与空白组比较，血清中 SOD（$P<0.0001$）、NO（$P<0.001$）、GSH-Px（$P<0.001$）水平显著下降，合募配穴组与模型组比较 SOD（$P<0.0001$）、NO（$P<0.001$）、GSH-Px（$P<0.0001$）水平显著上升。俞募配穴组与模型组比较 SOD（$P<0.05$）、NO（$P<0.001$）水平显著上升。合募配穴与俞募配穴组比较 SOD（$P<0.05$）、GSH-Px（$P<0.001$）水平显著上升。说明，合募配穴组与俞募配穴组比较抗氧化能力（升高 SOD，GSH-Px）较强。模型组与空白组比较，血清中 MPO（$P<0.0001$）、MDA（$P<0.0001$）、ET-1（$P<0.001$）水平显著上升，俞募配穴组、合募配穴组与模型组比较，血清中 MPO（$P<0.05$）、MDA（$P<0.001$）、ET-1（$P<0.001$）水平显著下降，说明合募配穴组与俞募配穴组在调节血清 MPO、MDA、ET-1 水平上具有共同点。合募配穴组与俞募配穴组比较 SOD、GSH-Px 水平显著上升（$P<0.001$）。说明合募配穴组与俞募配穴组的不同点可能在于抗氧化能力，而且与 SOD、GSH-Px 水平有关，见图 2-2。

2.3.3　各组大鼠血清中炎症细胞因子的含量

与空白组相比，模型组 IL-6（$P<0.0001$）、TNF-α（$P<0.0001$）、IL-1β（$P<0.001$）含量显著升高，说明应激性胃溃疡发生时，炎性因子大量释放，破坏胃黏膜，与模型组相比，合募配穴组 IL-6（$P<0.0001$）、TNF-α（$P<0.0001$）含量显著下降，IL-1β 含量下降但没有显著性（$P>0.05$），说明预

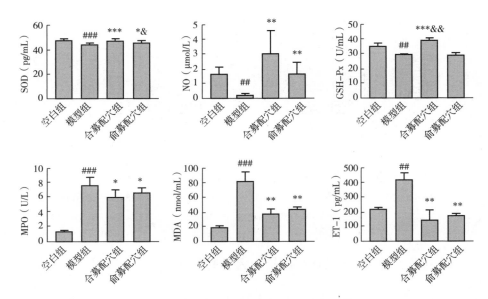

图 2-2　各组大鼠血清中氧化-抗氧化物水平变化（$\bar{x} \pm s$，9 只/组）

（### 与空白组比较，$P<0.0001$；## 与空白组比较，$P<0.001$；*** 与模型组比较，

$P<0.0001$；** 与模型组比较，$P<0.001$；* 与模型组比较，$P<0.05$；& 与合募配穴组比较，

$P<0.05$；&& 与合募配穴组比较，$P<0.001$）

针刺合募配穴组保护胃组织可能与抑制 IL-6、TNF-α 含量有关。俞募配穴组与模型组相比，IL-6（$P<0.0001$）、TNF-α（$P<0.0001$）、IL-1β（$P<0.001$）含量显著下降，说明俞募配穴组与合募配穴组都可以有效降低 IL-6、TNF-α 的含量而降低胃黏膜的损害，但俞募配穴组与合募配穴组比较 IL-1β 含量显著下降（$P<0.001$），说明俞募配穴在抑制炎症因子当中与合募配穴组比较作用显著，并且不同之处在于调节 IL-1β 含量上，见图 2-3。

2.4　小结

本次实验研究表明，当发生 SGU 时，血清和胃组织中氧化物质及抗氧化物质均有异常表现，炎性细胞因子都显著增高。预针刺合募配穴组与俞募配穴组能有效预防当 SGU 发生时氧化-抗氧化因子紊乱状态及炎症浸润。预针刺俞募配穴组与合募配穴组对预防 SGU 对机体的损伤比较有不同点，如预针

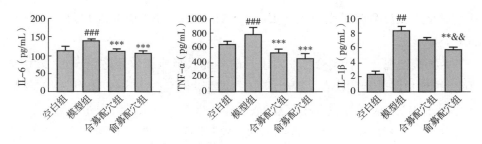

图 2-3　各组大鼠血清中炎症细胞因子的变化（ $\overline{x} \pm s$ ，9 只/组）

（### 与空白组比较，$P<0.0001$ ；# 与空白组比较，$P<0.05$ ；*** 与模型组比较，$P<0.0001$ ；
** 与模型组比较，$P<0.001$ ；* 与模型组比较，$P<0.05$ ；& 与合募配穴组比较，$P<0.05$ ）

刺合募配穴可以使应激性胃溃疡模型大鼠血清中 GSH-Px、SOD 水平显著上升，说明合募配穴组具有改善氧化-抗氧化紊乱及调整血管舒张状态而抑制炎症，俞募配穴组与模型组比较 MPO、IL-1β 水平显著下降，但合募配穴组与模型组比较无差异，说明俞募配穴组偏向于抑制中性粒细胞而抑制炎症。

2.5　讨论

2.5.1　氧化-抗氧化因子系统对黏膜组织的影响

研究表明，ROS 在应激性胃溃疡形成中起到至关重要作用。ROS 可引发直接的组织损伤或诱导下游信号转导途径来介导炎性损伤。MDA 是脂质过氧化的主要产物，也是氧化应激的生物标记物，它的含量变化可间接反映组织受氧自由基破坏的程度。MPO 是在嗜中性粒细胞中表达的重要过氧化物酶，其不仅可作为中性粒细胞数量的定量指标，还可对定量反映炎症损伤程度。SOD 是在组织与细胞中主要的氧化还原酶，可催化生物体内超氧化物自由基的清除反应，GSH-Px 参与降解 SOD 歧化产生的 H_2O_2 ，是重要的抗氧化酶。NO 是缺血再灌注损伤期间组织损伤的主要介质，生理情况下 NO 舒张血管，NO 在缺血/再灌注损伤中的作用仍存在争议，因为 NO 既显示细胞保护作用，又显示细胞毒性作用。研究表明，NO 参与维持胃黏膜血流量，是通过调节胃酸和胃黏液的分泌起作用的，而且 NO 作为一种神经递质，在胃肠内神经系统中可以抑制胃肠平滑肌的运动。ET-1 是一种由内皮细胞产生的 21 个氨基酸的肽，是一种强效而持久的血管收缩肽，对血管具有强大的收缩作用。机体发生氧化应激反应时可生成大量 ET-1，ET 水平升高可引起细胞凋亡，也可加重炎症反应。

本实验发现，预针刺合募配穴组与俞募配穴组能有效预防当 SGU 发生时氧化-抗氧化因子紊乱状态，胃组织中，模型组与空白组比较 MPO、NO 水平显著上升，说明应激性胃溃疡发生时，MPO 与 NO 均在胃组织中释放，其中过量生成的 NO 成为产生细胞毒作用的自由基性质的产物，俞募配穴组与模型组比较 MPO 显著下降，合募配穴组与模型组比较下降不显著，说明俞募配穴具有降低 MPO 水平的作用，与合募配穴组相比，其降低 MPO 水平作用强。合募配穴组与模型组比较 NO 显著下降，俞募配穴组与模型组比较，NO 上升但不显著。说明胃组织中合募配穴可显著降低 NO 的水平，而俞募配穴未见其作用。故可说明，俞募配穴组在胃组织中抑制中性粒细胞即抑制炎症的作用较强，而合募配穴组在抑制细胞毒性、维持胃黏膜血流方面较强于俞募配穴组。

本研究也表明，预针刺合募配穴组与俞募配穴组能有效预防当 SGU 发生时血清中氧化-抗氧化因子紊乱状态。实验中模型组与空白组比较，血清中 SOD、NO、GSH-Px 水平显著下降，合募配穴组与模型组比较 SOD、NO、GSH-Px 水平显著上升。俞募配穴组与模型组比较 SOD、NO 水平显著上升。合募配穴与俞募配穴组比较 SOD、GSH-Px 水平显著上升。说明，合募配穴组与俞募配穴组比较抗氧化能力（升高 SOD、GSH-Px）较强。

模型组与空白组比较，血清中 MPO、MDA、ET-1 水平显著上升，俞募配穴组、合募配穴组与模型组比较，血清中 MPO、MDA、ET-1 水平显著下降，说明合募配穴组与俞募配穴组在调节血清 MPO、MDA、ET-1 水平上具有共同点，都具有降低脂质过氧化物质的作用。

综上所述，预针刺俞募配穴组与合募配穴组对预防 SGU 对机体的损伤比较有不同点，如血清中 GSH-Px、SOD 水平显著上升，说明合募配穴组具有改善氧化-抗氧化紊乱及调整血管舒张状态而抑制炎症，俞募配穴组与模型组比较 MPO 水平显著下降，但合募配穴组与模型组比较无差异，说明俞募配穴组偏向于抑制中性粒细胞而抑制炎症。俞募配穴预防大鼠 SGU 的作用机制可能是通过减少中性粒细胞浸润和预防脂质过氧化而实现细胞保护作用。这与中性粒细胞与脂质反应产生超氧自由基阴离子，最终导致脂质过氧化的报道相似。

　　针刺对机体的抗氧化作用，在高血压、阿尔茨海默病、帕金森、应激性胃溃疡等疾病当中早有论述，预针刺对 SGU 的抗氧化作用，与这类报道类似，不再赘述。

2.5.2　炎症细胞因子对黏膜组织的影响

　　溃疡组织中 ROS 的产生可能源自炎性细胞浸润。因此炎症可能是导致溃疡性损伤组织中 ROS 产生的另一个关键机制。众所周知，胃溃疡是由黏膜充血引起组织坏死的结果，组织坏死会诱导免疫细胞，吞噬坏死组织，并释放促炎细胞因子，如 TNF-α 和 IL-6，IL-6 在免疫反应中起到重要作用，它是由 Th2 细胞、单核巨噬细胞产生的一种早期炎症因子，其可激活小神经胶质细胞和星形细胞，促进其他细胞因子的生成，可加剧局部炎症损伤。有报道称 IL-6 是在人精神心理压力增大时分泌增加。TNF-α 增加可加重局部组织炎症损伤，它主要是由内皮细胞、上皮细胞、淋巴细胞分泌的免疫反应调节因子，可介导多种炎症因子的产生，引起炎症级联反应从而激活局部内皮细胞和上皮细胞。研究表明，针灸可以抑制机体内炎症反应程度，是通过降低机体中 TNF-α 和 IL-6 的含量实现的。炎症因子 IL-1 包括 IL-1α、IL-1β 两种结构，多由单核-巨噬细胞、树突状细胞分泌产生的细胞调节因子，其功能是诱导其他细胞合成大量 IL-2、IL-6 和 IL-8 等，提高单核-巨噬细胞和 NK 细胞活性。IL-1β 是由单核-巨噬细胞分泌的细胞调节因子，IL-1β 对几乎所有组织的细胞防御和组织修复至关重要，与疼痛、炎症和自身免疫有关。有研究表明，IL-1β 也参与神经保护、组织重塑和修复，IL-1β 与 IL-1α 和 IL-18 一起，通过多种下游机制协调免疫反应，IL-1β 参与 IL-6 和 TNF-α 的调节，还激活血管黏附因子 ICAM1。

　　本次实验结果表明，当胃溃疡发生时炎症因子会被大量释放，预针刺处理后，炎症因子释放会减少，而减轻黏膜的损伤。合募配穴预处理大鼠后预针刺处理大鼠后 IL-6 和 TNF-α 含量显著减少，俞募配穴预处理后 IL-6、TNF-α、IL-1β 含量显著减少，而且与 Cd36、TLR1、S100A9、Reg3g、Lbp、Tnf、TLR5、NOD2 基因相关。这说明预针刺合募配穴与俞募配穴可抑制促炎细胞因子分泌来阻止炎症并保护黏膜组织。

2.5.3　针刺对氧化应激的影响研究概况及发展趋势

　　针灸对胃黏膜的保护作用是由多种因素介导的，其中抗氧自由基损伤是重要因素之一。陈德成等采用足三里、肝俞、胃俞等穴位注射治疗慢性萎缩性胃炎，发现针灸可明显提高患者血浆 SOD 活性，使氧自由基明显下降。黄国峰等以实验性胃溃疡大鼠为研究对象，发现电针组疾病部位 SOD 含量显著高于正常组和溃疡对照组，增强了机体清除氧自由基能力，从而防止胃黏膜组织的进一步损伤和促进已经损伤的胃黏膜组织的修复。薛媛等观察了针刺治疗 200 例肠易激综合征（IBS）的临床疗效，穴位选取天枢、神阙、足三里、内关、合谷、太冲，采用平补平泻法，10 天为 1 个疗程，中间休息 3 天，治疗 2~4 个疗程后，发现针灸可明显提高 IBS 患者血浆中 SOD 活性，降低 MDA、NO 水平，通过增强机体抗氧化能力，清除机体蓄积的自由基，缓解临床症状。

总之，针灸可以减少自由基形成，调控自由基产生与清除的动态平衡，提高机体抗氧化防御能力。针灸抗氧化作用的研究已涉及延缓衰老、神经系统、化疗损伤等多个方面，观测指标多为脂质过氧化及其降解代谢产物（LPO、MDA）和抗氧化酶（SOD、CAT、GSH-Px）。目前针灸抗氧化损伤的研究仍处于起步阶段，存在一些急需解决的问题，由于机体氧化损伤过程的复杂性，观测指标易受体内外因素的影响，测定结果不稳定，不能准确反映体内氧化损伤程度的真实水平，一些与氧化应激有关的疾病的研究较少，缺乏系统性和针对性的研究。

针灸是一种简便有效的抗氧化治疗手段，可使氧化损伤-抗氧化防御间维持在相对恒定的氧化还原状态，充分利用现代科学技术的方法与手段，将传统针灸的优势与现代先进的科学研究技术有机结合，开展多方面研究阐明针灸抗氧化的作用机理，以寻求针灸所代表的生物过程的相应规律与机制。今后应选择合理、客观的氧化损伤指标评价体系，比如自由基与 DNA、蛋白质和脂类反应后的氧化产物等。同时，检测机体所处的氧化还原状态，对于全面、客观地评价机体氧化损伤水平以及针刺的抗氧化效应具有重要意义。

其中腧穴配伍又是针刺治疗应激性胃溃疡效果的关键因素。课题组通过文献研究，临床研究和实验研究的结果分析，针对应激性胃溃疡，腧穴配伍以局远配穴为主，从使用频次、作用效应、临床疗效来看，均得出局远配伍效应要优于单穴和其他方式配伍的效应，因此，进行腧穴配伍时，应该根据发病的部位及病情的相关性质，选择局部腧穴和脘部腧穴相配伍，能够提高配伍的效应。而且发现腧穴配伍的优势体现在"效值"和"效域"两个方面，有的在"效值"方面得到加强，有的在"效域"方面得到了扩大，腧穴配伍增效的机制是增强"效值"和扩大"效域"。

腧穴效应具有特异性，不同腧穴配伍组合后其主治效应也存在明显差异，腧穴的配伍效应包括协同效应和拮抗效应，它们是影响针灸疗效的重要因素。腧穴配伍协同效应是指两穴或数穴配合，其效应较单穴为强。对于腧穴协同效应历代医家早有认识，并据此提出了很多组方配穴方法，其针灸处方和穴位配伍理论已日趋完善。由于腧穴协同作用的存在，提示在针灸临床当中应尽量选取具有协同作用的穴位配伍，但并非穴位越多疗效越好。特定穴配伍为主的针灸组穴处方是当前针灸临床中运用最广泛、效果最明显的针灸配穴方法，是针灸临床选穴的主体。特定穴的配伍方法主要有五输穴配穴、俞募配穴、原络配穴、八脉交会配穴等。已经证实不同特定穴对于特定脏腑的影响和特定疾病的疗效有明显的效应差异。临床上治疗胃腑病应用最多配穴是合募配穴和俞募配穴。

3 预针刺不同配穴对 SGU 大鼠胃组织 TLRs 信号通路的影响

3.1 实验材料

3.1.1 实验动物及分组

与 1.1.1 同。

3.1.2 主要仪器与试剂

3.1.2.1 主要仪器

①组化笔 Gene tech GT1001。

②移液枪 Dragon KE0003087/KA0056573。

③涡旋混合器 天悦电子 TYXH-Ⅱ。

④脱色摇床 北京市六一仪器厂 WD-9405A。

⑤微波炉 美的微波电器制造有限公司 MM823LA6-NS。

⑥盖玻片 江苏世泰实验器材有限公司 10212432C。

⑦载玻片 江苏世泰实验器材有限公司 80312-3181。

⑧烤箱 上海慧泰仪器制造有限公司 DHG-9140A。

⑨掌上离心机 Servicebio D1008E。

⑩磁力搅拌器 Sricebio MS-PB。

⑪封口机 PF 温州市江南机械厂 PF-S-200。

⑫冰箱 西门子 BCD-186。

⑬匀浆仪 康涛科技有限公司 KZ-Ⅱ。

⑭冷冻离心机 heal force neofuge 13R。

⑮纯水仪 重庆艾科浦 AJC-0501-P。

⑯台式离心机　美国　Thermo Fisher Scientific ST 40R 型。

⑰分析天平　德国　Sartorius BSA224S。

⑱电泳仪　美国　Bio-Rad PowerPac Basic 型。

⑲半干转印槽　美国　Bio-Rad Trans-Blot SD Cell 221BR 58380 型。

⑳垂直板电泳　美国　Bio-Rad Mini-PROTEAN Tetra System 型。

㉑化学发光凝胶成像系统　美国　Bio-Rad ChemiDoc XRS+。

㉒图像分析系统美国　Bio-Rad Image Lab 4.1。

3.1.2.2　主要试剂

①无水乙醇　国药集团化学试剂有限公司。

②二甲苯　国药集团化学试剂有限公司。

③EDTA（pH9.0）抗原修复液　武汉谷歌生物科技有限公司　G1203。

④PBS 缓冲液　武汉谷歌生物科技有限公司　G002。

⑤双氧水　Solarbio A8020。

⑥正常兔血清　Boster AR1010。

⑦苏木素染液　武汉谷歌生物科技有限公司　G1004。

⑧盐酸　国药集团化学试剂有限公司。

⑨氨水　国药集团化学试剂有限公司。

⑩中性树胶　谷歌生物　G1403。

⑪EDTA（pH8.0）抗原修复液　武汉谷歌生物科技有限公司　G1206。

⑫组化试剂盒 DAB 显色剂 DAKO K5007。

⑬柠檬酸（pH6.0）抗原修复液　武汉谷歌生物科技有限公司　G1202。

⑭β-肌动蛋白（β-actin）一抗　Servicebio。

⑮HRP 标记的 IgG 二抗　Servicebio。

⑯核转录因子 κB-α（IκB-α）一抗　Servicebio。

⑰Toll 样受体 4（Toll-like recep-tors 4，TLR4）一抗　Servicebio。

⑱髓样分化因子 88（myeloid d ifferentiation factor88，MyD88）一抗　Servicebio。

⑲β 干扰素 TIR 结构域衔接蛋白（TIR-domain-containing adapter-inducing interferon-β，TRIF）一抗　TECHNOLOGY。

⑳RIPA 裂解液　Servicebio　G2002。

㉑50×cocktail　Servicebio　G2006。

㉒PMSF（100mM） Servicebio G2008。

㉓磷酸化蛋白酶抑制剂 Servicebio G2007。

㉔BCA 蛋白定量检测试剂盒 Servicebio G2026。

㉕5×蛋白上样缓冲液 Servicebio G2013。

㉖SDS-PAGE 凝胶制备试剂盒 Servicebio G2003。

㉗蛋白 Marker Therm（Fermentas）26616。

㉘PVDF 膜 0.45μm millipore IPVH00010。

㉙PVDF 膜 0.22μm millipore ISEQ00010。

㉚脱脂奶粉 Servicebio G5002。

㉛TWEEN 20 Solarbio T8220。

㉜ECL Servicebio G2014。

㉝显影定影试剂 Servicebio G2019。

㉞Histone H3 Servicebio GB11026。

㉟转移缓冲液 Servicebio G2017。

㊱电泳缓冲液 Servicebio G2018。

㊲TBS 缓冲液 Servicebio G0001。

3.2 实验方法

3.2.1 干预方法

与 1.2.1 同。

3.2.2 造模方法

与 1.2.2 同。

3.2.3 免疫组化染色法观察胃组织 TLR4、MyD88、TRIF 蛋白表达情况

取出石蜡切片，依次将切片放入二甲苯Ⅰ15 min—二甲苯Ⅱ15 min—无水乙醇Ⅰ5 min—无水乙醇Ⅱ5 min—85%乙醇 5 min—75%乙醇 5 min—蒸馏水洗。组织切片置于盛满 EDTA 抗原修复缓冲液（pH 9.0）的修复盒中于微波炉内进行抗原修复。中火 8 min 至沸，停火 8 min 保温再转中低火 7 min。

自然冷却后将玻片置于 PBS（pH 7.4）中洗涤 3 次，每次 5 min。然后切片放入 3%过氧化氢溶液（双氧水：纯水 = 1：9），室温避光孵育 25 min。将玻片置于 PBS（pH 7.4）中洗涤 3 次，每次 5 min。用组化笔在组织周围画圈并滴加 10%正常血均匀覆盖组织，室温封闭 30 min。轻轻甩掉封闭液。在切片上滴加 TLR4（Servicebio GB11186，1：1000）、MYD88（Servicebio GB11269，1：400）、TRIF（TECHNOLOGY，1：1000），将切片平放于湿盒内，并放入少量水防止抗体蒸发，4℃孵育过夜。玻片置于 PBS（pH 7.4）中洗涤 3 次，每次 5 min。切片稍甩干后在圈内滴加 HRP 标记的山羊抗兔 IgG 二抗（Servicebio GB23303，1：500）覆盖组织，室温孵育 50 min。玻片置于 PBS（pH 7.4）中洗涤 3 次，每次 5 min。切片稍甩干后在圈内滴加新鲜配制的 DAB 显色液，阳性为棕黄色，自来水冲洗切片终止显色。Harris 苏木素复染 3 min 左右，自来水冲洗，用 1%的盐酸乙醇溶液分化 15 秒，自来水冲洗，氨水返蓝，流水冲洗。将切片依次放入 75%乙醇 6 min—85%乙醇 6 min—无水乙醇 I 6 min—无水乙醇 II 6 min—二甲苯 I 5 min。将切片从二甲苯拿出来稍晾干，中性树胶封片。最后在显微镜下镜检，图像采集分析。

结果判读 DAB 显出的阳性表达为棕黄色。

3.2.4　Western blot 法检测胃组织中 TLR4、MyD88、IκB-α 蛋白的表达

取损伤明显处的胃组织 100 mg，加入蛋白磷酸酶抑制剂、RIPA 裂解缓冲液、PMSF 混合，然后在冰浴下匀浆，静置 30 min，4℃ 12000 r/min 离心 15 min。使用 BCA 试剂盒，以牛血清白蛋白作为标准样品测定蛋白质浓度。将样品加载到 12%凝胶上，进行 PAGE 电泳分离蛋白后，将蛋白转移到 PVDF 膜上。用含 5%脱脂奶粉的封闭液封闭 PVDF 膜 1 h，然后在 4℃下与抗体孵育过夜（β-actin 1：3000、IκB-α 1：1000、TLR4 1：1000、MyD88 1：1000），用 TBST 缓冲液洗涤后，将膜与二抗（1：5000）在室温下孵育 1 h。使用 ECL 化学发光检测试剂盒对条带成像，运用 Image Lab 4.1 软件分析条带的灰度值，以目标蛋白相对于内参蛋白的表达量表示蛋白的相对表达量。

3.2.5　统计分析

采用 SPSS 23.0 软件进行数据分析，计量资料以均数±标准差（$\bar{x} \pm s$）

表示，多组间比较采用单因素方差分析，两两比较采用 LSD 检验，以 $P<0.05$ 为有统计学意义，$P<0.001$ 为显著差异，$P<0.0001$ 为非常显著差异。

3.3　实验结果

3.3.1　各组大鼠胃组织的 TLR4、MyD88、TRIF 免疫组化结果

TLR4 在细胞膜表达，MyD88 在细胞核、细胞质表达，TRIF 在细胞质表达。模型组与空白组相比，胃组织中 TLR4、MyD88、TRIF 蛋白相对表达量显著升高（$P<0.0001$），合募配穴组与模型组比较，TLR4（$P<0.05$），MyD88（$P<0.0001$），TRIF（$P<0.0001$）显著减少，俞募配穴组与模型组比较，TLR4（$P<0.05$），MyD88（$P<0.0001$），TRIF（$P<0.0001$）显著减少，俞募配穴组与合募配穴组比较，MyD88（$P<0.001$）显著减少。说明合募配穴组与俞募配穴组可能在 MyD88 蛋白上有不同点，见图 3-1~图 3-3。

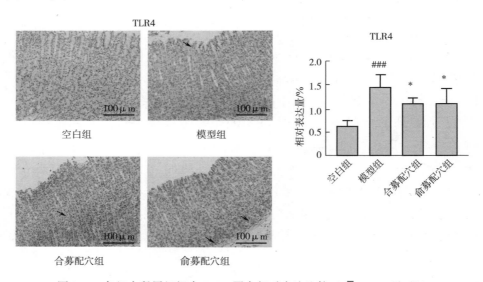

图 3-1　各组大鼠胃组织中 TLR4 蛋白相对表达比较（$\bar{x} \pm s$，6 只/组）

（### 与空白组比较，$P<0.0001$；*** 与模型组比较，$P<0.0001$）

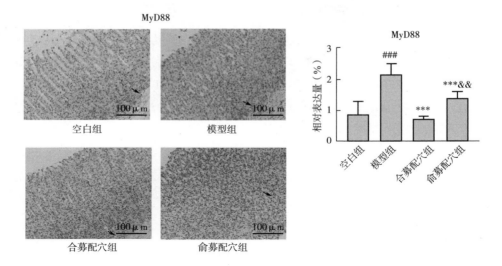

图 3-2　各组胃组织 MyD88 蛋白相对表达（$\bar{x} \pm s$，6 只/组）

（### 与空白组比较，$P<0.0001$；*** 与模型组比较，$P<0.0001$；&& 与合募配穴组比较，$P<0.001$）

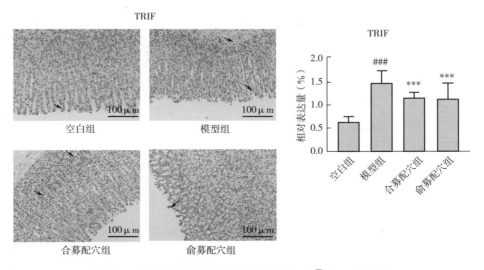

图 3-3　各组胃组织 TRIF 蛋白相对表达（$\bar{x} \pm s$，6 只/组）

（### 与空白组比较，$P<0.0001$；*** 与模型组比较，$P<0.0001$）

3.3.2　各组大鼠胃组织的 TLR4、MyD88、IκB-α 蛋白免疫印迹结果

与空白组相比，模型组胃组织中 IκB-α 蛋白表达明显减少（$P<0.05$），

TLR4、MyD88 蛋白表达明显增多（$P<0.05$）；与模型组相比，俞募配穴组 TLR4 蛋白表达明显减少（$P<0.001$），IκB-α 蛋白表达明显增高（$P<0.05$）；说明俞募配穴对 SGU 大鼠胃组织的保护作用可能是通过抑制 TLR4/IκB-α 信号通路而发挥作用的。与模型组相比，合募配穴组 IκB-α 蛋白表达明显增高（$P<0.05$），TLR4、MyD88 蛋白表达明显减少（$P<0.05$）。说明预针刺合募配穴对 SGU 大鼠胃组织的保护作用可能是通过抑制 TLR4/MyD88/IκB-α 信号通路而发挥的。俞募配穴与合募配穴之间未见明显差异。提示预针刺俞募配穴与合募配穴对 SGU 大鼠胃组织的保护作用可能是通过抑制 TLR4 信号通路发挥作用，见图 3-4。

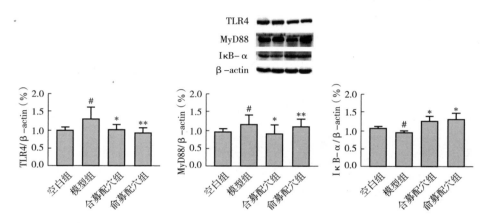

图 3-4　各组大鼠胃组织 TLR4、MyD88、IκB-α 相对表达量比较（$\bar{x} \pm s$，6 只/组）

（### 与空白组比较，$P<0.0001$；&& 与合募配穴组比较，$P<0.001$；*** 与模型组比较，$P<0.0001$）

3.4　小结

本次实验表明，与空白组相比，模型组显著提高了 TLR4 和 MyD88、TRIF 的表达（$P<0.05$），降低 IκB-α 的表达（$P<0.05$），合募配穴组预处理显著降低了 TLR4 和 MyD88、TRIF 的表达（$P<0.05$），提高 IκB-α 的表达（$P<0.05$），这表明针刺合募配穴可以抑制 TLR4/MyD88/TRIF/IκB 信号转导通路的激活而发挥作用，俞募配穴可显著降低 TLR4、TRIF，升高 IκB-α 蛋白，这提示俞募配穴可能抑制通过 TLR4/TRIF/IκB-α 信号通路而起作用。

3.5　讨论

3.5.1　TLRs 信号通路对黏膜组织的影响

　　Toll 样受体（Toll-like receptor，TLR）属于模式识别受体家族的一员，在人体免疫系统中发挥重要作用。TLRs 通过识别不同的病原体，活化促炎性因子激发的信号通路并释放炎性反应介质，在天然免疫防御中起重要作用。它主要表达在参与宿主防御功能的细胞上，如单核-巨噬细胞、粒细胞、树突状细胞、淋巴细胞、内皮细胞和上皮细胞等。TLR 产生的信号通过 NF-κB 信号转导途径及特定的病原体相关分子模式募集促炎细胞因子和趋化因子，促进炎症反应，同时也会激活免疫系统。因此其在调控炎症与肿瘤方面作用显著。

　　TLR 家族中，TLR4 信号通路与炎症反应和肿瘤进展关系最为密切。研究表明，TLR4 与消化性胃溃疡是相关联的。研究表明，TLR4 受体可以诱导促炎性转录，加重 SGU，TLR4 可诱导四种衔接蛋白，其中 MyD88 能够激活 IL-1 受体相关激酶并进一步与 TNF-α 相互作用，释放出更多的炎性因子，使胃及其他组织器官受损。现已证实 TRIF 是 MyD88 非依赖性信号转导中 TLR4 的一个重要的接头蛋白，可激活其他转录因子。近来的研究还发现，在 LPS 激活 IRF3 和诱导 IFN-β 时，TRIF 具有重要作用，而最重要的是 TRIF 为唯一被 TLR3 利用的接头蛋白。

　　其他 TLR 家族的研究表明，TLR2 与十二指肠溃疡有关，这可能与炎性生物标志物和细胞保护介质的水平有关，包括 IL-4、IL-10、TNF-α 和前列腺素 E-2（PGE-2），还有研究表明，TLR2 可以调节胃酸及血清 GAS17 和 PGI 和 PGII 的浓度，通过募集形成新的防御深层的炎性白细胞，可进一步增强 TLR 反应性。TLR9 基因多态性与不同人群中胃十二指肠溃疡的易感性有关，可以降低血浆中 TNF-α、IL-6 和 IL-1β。

　　IκB-α 是 NF-κB 的抑制蛋白，NF-κB 是调节炎症的主要转录因子。IκB-α 起着调节 NF-κB 活性的主要功能，并可以调控一系列基因的表达，尤其是对炎性细胞因子、黏附因子、炎性反应酶和免疫球蛋白的基因表达。MyD88 是 TLR 家族成员，除 TLR3 外，所有其他 TLR 都将其用作适配器。在 TLR4/MyD88 途径中，TLR4 的激活诱导了 IκB 抑制剂的磷酸化并使 IκB 和 NF-κB

分离。IκB蛋白的两种主要形式（IκB-α和IκB-β），它们受到刺激后在细胞中降解，抑制促炎细胞因子和氧化剂产生，如TNF-α和IL-6、MPO。在TRIF依赖途径中，TLR4则以TRIF相关接头分子TRAM作为桥梁间接招募TRIF，最终激活NF-κB，从而激活蛋白激酶级联反应，并最终诱导相关炎症基因的表达，导致胃溃疡。我们的研究表明，预针刺确实通过抑制TLRs信号通路，对黏膜组织起到保护作用，其通路转导有可能是抑制MyD88、TRIF转导到NF-κB的通路，而降低促炎细胞因子的释放，而降低黏膜组织的损伤。

3.5.2　针刺对TLRs信号通路的影响

研究发现，对SGU大鼠进行针刺"后三里穴""中脘穴"后，其TNF-α等炎性因子含量均有所降低，TLR4、MyD88、NF-κB表达有所下降，相关氧化应激指标均降低。说明TLR信号通路参与了应激性胃溃疡的发病过程，且针刺可以通过抑制该通路使胃黏膜不再进一步损伤，为治疗应激性胃溃疡提供新的思路。还有研究发现，在脑缺血再灌注损伤中，TLR主要通过MyD88依赖途径介导神经炎症，而在脑出血所致的脑损伤中，TLR4则通过两条途径均可以介导炎症反应，在TRIF依赖途径中，TLR4则以TRIF相关接头分子TRAM作为桥梁间接招募TRIF，最终激活NF-κB和有丝分裂原，从而激活蛋白激酶级联反应，并最终诱导相关炎症基因的表达。针刺可能通过负调控TLR4/TRIF信号通路中TLR4、TRIF、TRAM、NF-κB蛋白表达。

最新研究表明，氧化应激和感染应激可以共享相同的TLR信号通路。因此，TLR4/MyD88/TRIF/IκB信号转导通路的激活可能是应激性胃溃疡SGU的发病机制之一。有研究报道，针刺可通过抑制TLR4/MyD88/IκB信号通路在大鼠脑缺血再灌注损伤中发挥抗炎作用。这与本次实验的结果相似。

3.5.2.1　TLR4与相关针刺作用机制的联系

有研究发现，TLR4能够调节应激反应，参与应激过程，当大鼠接受电磁波照射这一应激时，其淋巴细胞上的TLR4可显著上调，用HSP 90的抑制剂预处理细胞，再用电磁波照射，则可抑制淋巴细胞上TLR4的上调，提示应激时机体产生的HSP90通过TLR4介导的通路参与应激反应。另外，穴位处组织细胞损伤所释放的HSP 60、HSP 70及细胞外基质分解产物二聚糖、高迁移率族蛋白-1及透明质酸等"内源性的危险信号"可作为TLR4的内源性配体，与TLR4识别结合。

（1）与细胞外基质参与针刺信息穴位启动的联系。

有学者从基因水平探讨针刺前后穴位区细胞外基质的差异性基因表达，以明确细胞外基质在针刺信号传导过程中的作用。研究发现针刺可使局部胶原纤维、弹性纤维相关基因表达分别提高 1.51 倍和 7.74 倍，提示在针刺过程中可使细胞外基质发生变化，可能有新的胶原、弹性蛋白的合成，或存在胶原、弹性蛋白构型的改变。又有研究表明，完整的细胞外基质可抑制 TLR4 信号通路，当细胞外基质被破坏时，对 TLR4 通路的抑制作用减弱。针刺-细胞外基质的变化与 TLR4 激活之间的关系是偶然的还是必然的，还需要进一步的探索。

（2）针刺引起的炎性反应是针效产生始动环节之一。

有研究发现，针刺可使正常情况下散在分布于组织中的肥大细胞在穴位区聚集并脱颗粒，释放多种化学物质引起血管反应，形成一个自生性炎性反应区，从而刺激机体引起一系列神经-内分泌-免疫反应。还有研究发现，在肥大细胞上有 TLR4 的表达，但通常情况下 TLR 4 介导的肥大细胞活化不会导致脱颗粒，只会产生相应的细胞因子、趋化因子、炎性反应介质等。在脱颗粒产生的化学物质中，肥大细胞参与针刺起效的关键因素还需要进一步的研究。只有明确了这一问题，才能真正阐明肥大细胞参与针刺起效的机制。同针刺后在肥大细胞的参与下，穴位局部可出现自发性炎性反应一样，研究表明针刺后在 TLR 4 受体的参与下，穴位局部同样可以引起炎性反应，其具体机制需进一步研究。

3.5.2.2　TLR2 与相关针刺作用机制的联系

TLR2 参与许多疾病的病理生理过程，包括肿瘤、过敏性疾病、自身免疫性疾病、病毒感染性疾病、传染性疾病、炎症性肠病、心血管疾病等。TLR2 可识别与组织损伤相关的内源性配体，如热休克蛋白（HSPs）、高迁移率族蛋白 1（HMGB1）等。研究发现，针刺后穴位局部产生的高迁移率族蛋白 1（HMGB1）可作为配体与 Toll 样受体结合并激活相关信号通路。

（1）TLR2 介导的信号通路与针刺信息转导的关系。

细胞信号转导理论是近年来现代生物医学的前沿，细胞信号转导是胞外（外界刺激因子）或胞间的信息分子，作用于细胞胞膜或胞内受体后，跨膜转换形成胞内第二信使，经过其信号途径分级级联传递，从而引起细胞反应和诱导基因表达的过程。细胞信号转导可以使机体在整体上对外界环境的变化发生最为适宜的反应，对阐明细胞在增殖、分化、代谢及死亡等方面的表现和调控方式，具有重要的生物学意义。针刺作为一种外在的物理信号能直接激发细胞反应，其信号的转导是建立在蛋白质信号分子及其相互作用基础上的一个过程，这一过程是从基因表达，到蛋白质功能发挥，蛋白质-蛋白质之间相互协调相互作用的一系列的信息反应。通过一系列细胞内的信息转导诱导基因的表达，引起细胞生物学的一系列反应，从而使针刺信号启动、转导、级联放大。

TLR2 与配体结合后，可通过胞内段的 TIR 功能域与下游接头分子的 TIR 功能域特异作用，进行经典的 TLR 介导的 MyD88 信号转导通路，或与其他信号通路交互作用传导，进而调节各种细胞因子和炎症因子等，使针刺信号启动、转导、级联放大，最终发挥针刺效应。中国中医科学院针灸研究所朱兵团队通过一系列实验研究，认为穴位敏化的特征是神经源性炎性反应，由存在于 "敏化池" 中的炎性因子启动内源性调控生物学程序，并促发神经源性牵扯性疼痛，或同步激活神经源性炎性调控和内分泌-免疫调节等非特异性广谱稳态调节，也可发生交感-感觉偶联，而交感-感觉偶联机制则与细胞内信号转导机制有关。

（2）TLR2 介导的信号通路与针灸研究情况。

目前，关于 TLR2 与针灸的研究多集中于缺血/再灌注损伤、过敏性鼻炎、哮喘、抑郁、类风湿关节炎、溃疡性结肠炎等疾病。封迎帅研究艾灸对 Hp 胃炎大鼠胃黏膜保护的免疫学机制，结果显示艾灸预处理能降低外周血单核细胞 TLR2、TLR4、CD14、MyD88 mRNA 含量，降低 NFκB 含量，提示艾灸预处理保护 Hp 胃黏膜损伤的机制可能是通过与 TLR2、TLR4 受体结合后启动信号转导途径，减轻炎症因子的释放、清除入侵 Hp 实现的。张超男等观察电针对急性痛风性关节炎大鼠踝关节滑膜组织中 TLR2、MyD88 蛋白的表达影响，结果显示模型组大鼠滑膜组织中 TLR2、MyD88 蛋白的表达明显增加，电针组与模型组比较，大鼠滑膜组织中 TLR2、MyD88 蛋白的表达降低，提示电针可能通过调节 TLR2/MyD88 信号通路以减轻急性痛风性关节炎的症状。陈渔等观察电针对急性酒精灌胃后抑郁大鼠海马 TLR2/4 及炎性细胞因子表达的影响，结果显示电针可能通过下调大鼠海马组织中 TLR2/4、IL-1、IL-6、TNF-α mRNA 表达参与电针抗抑郁的机制。汪军等采用大鼠手术创伤模型，观察电针对炎症反应的调节作用，结果显示脾脏 TLR2/4 mRNA 和蛋白在手术创伤后显著升高，而电针治疗可降低 TLR2/4 mRNA 和蛋白表达，提示电针治疗机制是通过调节手术创伤后 TLR2/4 的表达进而调节炎症反应实现的。以上研究结果表明，针刺可通过调控 TLR2 及其介导的信号通路实现针灸效应。

3.5.3　炎症、氧化应激与 TLRs 信号通路的关系

3.5.3.1　TLR4 信号通路与 IL-6、TNF-α 的关系

IL-6 和 TNF-α 是典型的促炎性细胞因子。研究发现，有氧运动可以控制炎性途径的破坏性作用如减少 IL-6 和 TNF-α，以及抑制 TLR4/MyD88 信号通路，说明这种运动的刺激可以抑制 TLR4 信号通路的激活，并且减少 IL-6、TNF-α 的含量，具有正相关。我们的实验也证明了这一点，此外本次实验还发现 IL-1β 可能也参与此过程中。

3.5.3.2　TLR4 信号通路与 SOD、MDA、MPO 的关系

SOD、MDA 等氧化抗氧化物质不跟 TLR4 蛋白直接产生关联，有研究表明，GSH、SOD 和 CAT 水平，抑制了结肠组织中的 MDA、促炎性介质（MPO 和 NO）以及细胞因子水平（IL-6 和 TNF-α）。此外，可下调 LPS/TLR4 信号，caspase-3 和 NF-κB 表达，从而抑制结肠黏膜的破坏。我们的实验发现，预针刺可能与多种氧化-抗氧化因子有关，其中合募配穴主要偏向于调节血清中 GSH-Px、SOD 水平，说明合募配穴组具有改善氧化-抗氧化紊乱及调整血管舒张状态而抑制炎症，俞募配穴偏向于调节 MPO 水平显著下降，通过减少中性粒细胞浸润和预防脂质过氧化而实现细胞保护作用。

3.5.4　TLRs 信号通路对"氧化-抗氧化"平衡的影响

活性氧普遍存在于机体内，在机体内其不断产生，同时又在抗氧化酶和抗氧化剂的双重作用下不断清除，周而复始，永不停歇。在生理条件下，机体内"氧化-抗氧化"作用在一定范围内达到动态平衡，这种控制能够使活性氧的浓度保持在极低水平而不会对机体的健康造成损害。但在机体受损或者病理情况下，机体会产生大量的氧自由基而使机体无法对它们进行及时的清除，"氧化-抗氧化"这种平衡关系被破坏，机体就处在"氧化应激状态"。该状态通过破坏脂质、蛋白质和脱氧核糖核酸（DNA）引起细胞死亡和组织损伤。

氧化物质主要包括两大类，即活性氧（ROS）与活性氮（RNS），活性氧

主要是由超氧阴离子（O_2^- 或 HO_2^-）和羟自由基（·OH）及它们的衍生物组成。活性氮则主要由高浓度的 NO、NO 与 O_2，以及 NO 与 O_2^- 通过化学反应生成的各类含氮化合物组成；抗氧化物质的组成主要是抗氧化酶［如 SOD、谷胱甘肽过氧化物酶（GSH-Px）］和过氧化氢酶（CAT）等、非酶抗氧化剂（GSH、泛醌还原物、抗氧化维生素、金属硫蛋白、硫氧化蛋白和还原性物质如尿酸、胆红素和铜蓝蛋白等）以及能够阻隔过渡金属的蛋白，上述物质与机体内的其他组分相互作用，通过错综复杂的化学反应共同形成机体"氧化-抗氧化"平衡状态。酶抗氧化剂和非酶抗氧化剂可解毒 ROS 和 RNS，并最大限度地减少对生物分子的损伤。

组织的氧化还原平衡紊乱可能导致促炎状态，这在 I/R 或 HS 诱导的损伤等疾病中很常见。氧化还原应激对炎症应答的激活机制仍未被明确阐明，但大量的研究证据表明，先天免疫系统的模式识别受体（如 Toll 样受体）可能参与介导此应答。多项研究表明，体内对 TLR 信号的需求介导 I/R 或 HS 诱导的损伤中，氧化应激与炎症共同参与激活 TLR。

（1）TLRs 信号通路的研究概况。

①TLRs 信号通路概况。TLRs 是果蝇 Toll 的哺乳动物同源蛋白，在果蝇中具有影响发育和免疫的功能。TLRs 在多种物种中普遍存在，是炎症反应的核心模式识别受体。TLR 表达最初是在免疫系统细胞（例如巨噬细胞和嗜中性粒细胞）中描述的，TLR 在肝细胞、血管平滑肌细胞和神经元等各种各样的细胞中广泛表达于全身，在细胞外和细胞内都具有许多结构相似性，但它们在配体特异性和表达方式上彼此不同，并且在它们激活的信号传导途径上也有差异。现今在与人类最接近的哺乳动物身上发现了 13 种 TLR，并按序号分别命名为 TLR 1~13。

②TLRs 信号通路转导概况。TLR 激活在免疫细胞中得到最好的表征，它通过细胞内衔接分子，例如髓系分化因子 88（MyD88）或干扰素与 Toll 受体相关的激活剂 TIR-结构域接头蛋白（TRIF）进行发炎反应。利用 MyD88 启动胞内的信号转导，但通过研究发现 TLR3 只能利用 TRIF，而 TLR4、MyD88 与 TRIF 相互作用后能启动下游信号转导。TLR 配体结合刺激 MyD88 促进 IL-1 受体的磷酸化。白细胞介素-1 受体相关激酶（IRAK1）的磷酸化收集并激活了 TNF 受体相关因子 6（TRAF6），TRAF6 随后可以激活蛋白激酶 C（PKC），细胞外信号调节激酶 1/2（ERK1/2）和转化生长因子-β（TGF-β）

活化激酶 1 （TAK1）。TAK1 属于有丝分裂原活化蛋白激酶 （MAPK），能够将 p38 MAPK、c-Jun 氨基端激酶 （JNK） 和 NF-κB 抑制蛋白激酶 （IκK） 磷酸 化。IκK 的激活导致 NF-κB 的核易位，并随后转录与 TLR 激活相关的基因。 通过 TRIF 介导的 TLR 信号激活 TRAF3，但是也可与 TRAF6 相互作用，被激 活的 TRAF3 可激活 TANK 结合激酶 1 （TBK1），进而刺激干扰素调节因子 3 （IRF3） 并激活干扰素 β （IFN-β），从而导致 STAT 的激活和与该途径相关的 基因转录。这些衔接子和下游信号转导事件是否在非免疫细胞中起作用仍是 未知的。

（2） TLRs 信号通路在免疫系统中的作用。

之前对 TLRs 信号通路的研究发现，免疫系统的组成是通过基因编码的模 式识别受体并对应入侵的微生物与病原体，从而确定了细胞表面受体如 CD14 和 TLRs 是先天免疫防御的重要组成部分，为模式识别受体在微生物免疫中的 作用提供了有力支持。我们已知 TLR 与它们的相互作用微生物配体为病原体 相关分子模式分子 （PAMP），导致先天免疫反应的激活。研究最深入的问题 之一是 PAMP 脂多糖 （LPS） 对 TLR4 表面复合物的识别。非自我免疫识别模 型无法说明在无菌损伤 （例如由氧化性组织应激或损伤引起的损伤） 中先天 免疫应答的激活。

1994 年，Polly Matzinger 提出了著名的观点，即免疫系统组织不仅是为了 区分自己与非己，而是要识别对宿主有害的任何威胁。在“危险”模型中， 它预测组织损伤将为免疫系统提供信号。随着研究的深入，发现杀死坏死细胞 的产物是促炎性的，随后有报道表明宿主来源的内源性分子可以触发巨噬细胞 和树突状细胞的激活。HSP60 可以激活 TLR4 依赖的信号转导，许多细胞成分和 基质成分已显示可通过 TLRs 激活免疫细胞。通过外源或内源分子损伤或与损伤 相关的分子模式导致细胞传导的 DAMPs，可以调和外来入侵以及非感染性发炎 状态下的无菌组织损伤。尽管 PAMP 仅限于病原体上的模式，但这些内源类似 物 （称为内源危险信号或“警报蛋白”） 在激活免疫系统方面同样有效，并且 涉及动员 DAMPs 激活 TLR 信号传导可能代表氧化应激和炎症间的联系。

（3） TLRs 信号通路与应激、炎症的关系。

研究表明，氧化应激与感染应激均可共享相同的 TLR 信号通路。在氧化 应激中发现的分子，例如 ROS 和 NO，均是由嗜中性粒细胞和巨噬细胞对微生 物的入侵而产生的。ROS 和 NO 可能具有杀伤性，但也可能通过 NF-κB 引起流感病毒滴度的升高。与感染性应激相比，氧化性应激的目标存在重要差异，即氧化应激被设计为诱导组织修复，降低免疫力。氧化应激释放的 DAMP 与感染应激释放的 PAMP 相比，TLR 信号的差异开始出现。高迁移率分组框 1 （HMGB1）蛋白可同时激活 IκKα 和 IκKβ，但 LPS 仅增加培养的嗜中性粒细胞和巨噬细胞中 IKKβ 的活性。TLR 的配体识别是通过如 MD2 和 CD14，正如在 MD2 与 TLR4 异源二聚体的 LPS 识别过程中所看到的。MD2 介导 PAMPs 的 TLR4 识别，但 CD14 介导坏死细胞释放的 DAMPs 的 TLR4 识别。CD24 与 DAMPs 热激蛋白共免疫沉淀 Hsp70、Hsp90 和 HMGB1，它们可减少 DAMP 对 TLR4 的激活，而 CD24 的种系突变增加了对乙酰氨基酚诱发的肝损伤模型中对肝细胞坏死的易感性。CD24 不能调节炎症对 LPS 的反应。

氧化应激条件下的炎症反应旨在抵御入侵的病原体并启动修复过程，然而应激刺激过多时，这些反应会由于过度的炎症反应而导致早期器官损伤和功能障碍，进而导致患者容易感染。深度免疫抑制或调节异常，氧化应激损伤（如 I/R 和 HS 诱导的损伤）引起的严重炎症反应可致残疾甚至死亡。因此，了解初始激活的途径及氧化应激中炎性途径的形成对于限制严重损伤至关重要。特别是 TLR 在缺血性应激反应中的作用。

（4）TLRs 信号通路在 I/R 或 HS/R 中的作用。

①TLRs 信号通路在 HS 中的作用。研究表明，HS/R 后 TLR4 缺陷型小鼠受到了保护，血浆中损伤性促炎细胞因子的水平降低，同时 NF-κB 激活的水平也降低，并且此小鼠的一氧化氮合酶（iNOS）也较低。缺乏 TLR2 或 TLR4 相关蛋白 CD14 的小鼠对肝损伤和全身性炎症没有显示出类似的保护作用，表明 TLR4 在介导 HS/R 诱导的炎症中具有特定作用。此外，在没有功能性 TLR4 信号传导的情况下，心肌和肺损伤与整体氧化应激相关，HS 诱导的心肌收缩抑制和 TNF-α 的表达也会减弱。在肺部，HS 诱导的肺损伤需要 TLR4 信号传导，因为在 TLR4 缺陷小鼠的肺中 TNF-α 水平降低，蛋白通透性和中性粒细胞积累减少。然而，HS 激活时肺 NF-κB 的激活与功能性 TLR4 无关，研究表明，内毒素血症诱导的 TLR4 损伤，提示 HS 的 TLR4 依赖性炎症反应与 LPS 诱导的炎症反应不同。有趣的是，已知 HS/R 使啮齿动物对 LPS 的毒性更加敏感。肺泡巨噬细胞上 TLR4 和 TLR2 的表达上调，并且已证明 TLR4 的上调取决于 ROS 的形成，发现肺中 TLR2 表达的上调取决于 TLR4 介导的中性粒细胞募集和激活。研究还发现 DAMP，HMGB1 蛋白可响应 HS 诱导 IL-23

和 IL-17 的 TLR4 依赖性巨噬细胞分泌，从而导致骨髓中性粒细胞聚集。

②TLRs 信号通路在 I/R 中的作用。研究已表明，OFR 是一类具有高度化学活性的含氧基团，作为炎症递质，与慢性胃炎的发生关系密切，同时也是急性胃黏膜损伤发生中的一个重要起始因子和独立的致病因素。研究还表明，再灌注期间，氧自由基的产生是 I/R 模型中观察到的肠道损伤的主要原因。据目前所知，在正常情况下，SOD、GSH-Px 是胃黏膜细胞的一种保护因子，其具有氧自由基清除、抑制胃黏膜上皮脂质过氧化、将氧自由基维持在较低水平、有效保护胃黏膜上皮细胞的作用；MDA 为脂质过氧化的最终产物，其非常活泼，能够与脂质过氧化中间产物胶联后进一步损伤膜结构，膜成分的活性被改变后最终影响膜的正常功能。在病理条件下，上述自由基对生物膜磷脂中的多不饱和脂肪酸进行攻击而引发脂质过氧化，导致生物膜受损、蛋白质变性和 DNA 损伤甚至细胞坏死。因此 MDA 的水平是反应脂质过氧化物损伤程度的关键性指标。NO 是把"双刃剑"，其作为自由基，可与其他物质快速结合后发生化学反应，形成如过氧亚硝基阴离子（ONOO—）的自由基。在碱性环境下 ONOO—相当稳定，但在酸性环境中其迅速被分解为 NO_2·和·OH，导致毒性增强。又有研究表明 NO 的作用效果会随剂量与作用时间的不同而相差迥异，早期、小剂量 NO 可以抑制 ET 产生，使胃黏膜血流量（GMBF）增加，对细胞产生保护作用。当诱导型 NOS（iNOS）被激活释放大量 NO 时，一方面，过量生成的 NO 又会变为产生细胞毒作用的自由基性质的产物，对胃黏膜血管内皮细胞产生直接损害，同时导致更多的 NO 被释放，从而形成了恶性循环；另一方面，NO 与 ET 的平衡被打破，减少 GMBF，同时胃组织 NO 的浓度和 pH 值会随着胃萎缩程度的加深而明显增加，研究还表明 NO 的过度释放能够诱发肿瘤。但 NO 与免疫系统和氧化应激与炎性途径之间的联系尚不清楚。

内皮细胞和多形核中性粒细胞（PMNs）都是胃肠道中氧化剂的潜在来源。NADPH 氧化酶在这两种细胞中均被发现，再氧化促进 NADPH 产生氧化剂。此外，活化的 PMN 分泌多种诸如髓过氧化物酶（MPO）和弹性蛋白酶之类的酶，这会损害实质细胞和微脉管系统。

对暴露于 I/R 损伤的组织进行的活体研究表明，急性炎症反应的特征是毛细血管后小静脉中 PMN 的黏附和迁移增加，微血管通透性和黏膜损伤。PMN 和单克隆抗体减少干扰 PMN 跨小静脉的黏附和迁移，可显著保护 I/R 损伤。组织相关 MPO 的活性测定表明，再灌注期间，PMN 在黏膜层的浸润明显大于再灌注后黏膜 MPO 活性的增加，可以通过使用抗氧化剂来减弱。然而，这种 MPO 活性的减弱反映了 PMN 募集到黏膜层的阻滞而不是对 PMN 的抑制。这些观察结果表明，PMN 与内皮细胞之间的黏附相互作用在 I/R 损伤中起着至关重要的作用，这个过程主要取决于氧化应激。

③TLRs 信号通路在非免疫细胞中的作用。TLR4 在免疫细胞和（或）非免疫细胞中均表达。在涉及骨髓嵌合小鼠的研究中，已确定 HS 后的炎症反应在骨髓来源和非骨髓来源的细胞上都涉及 TLR4。暴露于 HS/R 或 LPS 的小鼠心肌中，TLR2 和 TLR4 mRNA 的水平高于毛发。暴露于 HS/R 大鼠肺中的 TLR2、TLR3 和 TLR6 mRNA 的表达均升高，而非脾脏。与缺乏 TLR4 的小鼠相比，HS/R 诱导的肺损伤与野生型小鼠中 TLR4、p38 MAPK 和血红素加氧酶（HO）-1 的表达增加有关。在鼠低氧模型中，发现在多个器官中诱导了 TLR2 和 TLR6 转录本，但在低氧诱导因子（HIF）-1α 突变的小鼠中被废除了，这表明低氧诱导了 HIF-1α 的表达。在体外，在假定的 TLR2α 上发现了 HIF-1α 的结合位点。在染色质免疫沉淀试验中，TLR2 和 TLR6 启动子均与 HIF-1α 结合。此外，像 TLR4 一样刺激 TLR9 也可能加剧对 HS 的炎症反应。HS 之前，含有 TLR9 刺激非甲基化 CpG 基序的合成寡核苷酸显著增加了 TNF-α、IFN-γ、IL-6 和亚硝酸盐的水平，肝脏中 TLR4 的表达也相应地增加。

综上所述，水浸束缚法引起的应激性胃溃疡也是由于细胞氧化还原状态异常所致的疾病。Toll 样受体在免疫系统、非免疫系统、I/R，HR 都具有表达，是炎症与氧化应激当中重要的介质。氧化应激与炎症之间的转变与疾病的发生有密切的关系，如果有办法抑制其转变，则疾病不能发生转变或加重。本研究试从"TLRs"信号通路研究不同配穴对应激性胃溃疡胃组织的保护作用，以期阐明针刺对氧化-抗氧化平衡及炎症的调节作用，并探讨不同配穴对应激性胃溃疡胃组织保护作用的效应差异。

3.5.5 不同配穴针刺治疗胃溃疡机制的研究进展

课题组总结近 10 年应用针刺治疗胃溃疡的取穴规律后发现，在针刺治疗胃溃疡所用的穴位中，足三里穴出现频次最高，其次为中脘，内关穴排在第三位。此外根据不同医家辨证、辨病、辨经的治疗方法还同时配合使用了胃俞穴、脾俞、梁门、中脘穴、公孙、天枢、肝俞、三阴交等穴。腧穴配伍方法有按经配穴（表里经配穴，同经配穴）；按部位配穴（前后配穴，上下配穴），特定穴配伍（合募配穴，俞募配穴，原络配穴，八脉交会穴配穴，郄合配穴）。

3.5.5.1　按经配穴

（1）表里经配穴。

表里经配穴是指当某一脏腑有病时，取其相表里经穴位治疗的一种配穴方法。例如胃腑有病，取胃经与胃经相表里脾经的穴位进行施治，即原络配穴。或加与足阳明胃经同名的手阳明大肠经的穴位进行治疗，即表里同名经配穴。现代研究发现，经络脏腑功能的不同生理和/或病理状态与原络配穴存在某种联系，即通过肢体与大脑皮层对应投影关系，比如针刺四肢末端的原穴（具有丰富的神经末梢），可以刺激大脑皮层的能量代谢，这可能是原络配穴的现代机理。

①对中枢系统调节作用。研究表明，延髓内脏带内部以孤束核（NTS）为中心，通过许多核团之间存在的纤维联系，构成以延髓内脏活动调控为主的中枢。c-fos 是重要的神经元活性标志物，早期认为是一种存在于正常神经核内的原癌基因，可被各种各样的刺激诱导，均可引起 c-fos 的快速表达。比如在各种应激（如水浸束缚的复合应激、电足底的单一应激）情况下，脑内 NTS 中 c-fos 大量表达；胃 I/R 损伤能引起 NTS 等核团内 c-fos 表达增加，电针刺激"足三里穴"与"上巨虚穴"，对 c-fos 蛋白表达阳性的细胞在延髓的 NTS 及迷走神经背核（DMV）中的数量与非经非穴组相比有明显差异，表明电针胃经穴位对中枢核团 DMV 和 NTS 具有激活作用。

②对机体免疫调节的作用。有研究选用"丰隆穴"及"太白穴"配合药物对胃溃疡进行治疗。实验结果显示患者血清中 IL-6 含量下降，说明原络配穴法配合药物能有效降低导致胃黏膜溃疡的促炎因子水平，加速溃疡愈合。

（2）同名经配穴。

同名经配穴是指手足同名称的经脉穴位配合使用的一种配穴方法，如足阳明胃经可取胃经穴位，或可以取手阳明大肠经上的穴位，研究发现，一般以足阳明胃经取 2 个以上穴位的情况多。

①对脑-肠轴的调节作用。脑-肠轴是指通过中枢或外周神经系统将胃肠道与大脑联系起来的神经-内分泌网络，具有双向调节的作用。机体通过

脑-肠轴之间的神经内分泌网络双向环路进行胃肠功能的调节被称为"脑肠互动"。研究表明,电针梁门、足三里可对增殖细胞核抗原(PCNA)、P 物质(SP)等产生调节作用,这说明同名经配穴对胃黏膜的修复具有促进作用。

②对细胞凋亡与增殖的调节作用。大量研究表明,人和大鼠急性胃溃疡的发病机制与凋亡的诱导有关,包括肿瘤坏死因子-α(TNF-α)和半胱氨酸天冬氨酸蛋白酶-3(caspase-3)在内的信号分子与胃黏膜损伤呈正相关,TNF-α 的作用是激活核因子 κB(NF-κB)和丝裂原活化蛋白激酶(MAPK)信号通路,启动 caspase-3 介导的凋亡程序,而凋亡酶激活因子(Apaf-1)在蛋白激酶 B1(Akt1)介导的细胞凋亡中起到重要作用。艾灸胃经"梁门穴"和"足三里穴"可调节多种信号蛋白的磷酸化水平,通过基因组学技术调控了大量的蛋白质磷酸化,包括下调 TNF 受体相关因子 2(TRAF2),信号传导转录激活因子 1(STAT1)、肿瘤抑制蛋白 53(p53)、促分裂原活化蛋白激酶磷酸酶 3(Mkp-3)和 NF-κB,上调丝裂原活化蛋白激酶(MEK),调节胃黏膜的稳态,大鼠肉瘤蛋白(Ras)、促分裂素原活化蛋白激酶蛋白 38(P38MAPK)、磷酸肌醇 3-激酶(PI3K)、人 p21 蛋白启动激酶(PAK)、B-Raf 和细胞外信号调节蛋白激酶 2(ERK2),这些提示艾灸热刺激胃经穴位对细胞凋亡和细胞增殖具有平衡调节作用。激活 PAK1/ERK2 途径和 PI3K/Akt 途径可诱导细胞增殖,在胃黏膜愈合中起到关键作用。还有研究表明,针刺胃经穴位可增加实验性胃溃疡家兔胃黏膜表皮生长因子(EGF),提示针刺胃经穴位可通过调节 EGF 促进胃黏膜损伤的愈合。针刺足三阳经对胃黏膜损伤的保护作用表明,针刺足阳明经的保护作用最强。

3.5.5.2 *按部位配穴*

按部位配穴是按身体不同部位分布的穴位进行腧穴配伍的一种方法,比如胃脘痛就选择腹部或背部的穴位进行施治。

(1)前后配穴。

前后配穴是指将人体腹部与背部穴位配合治疗相关脏腑病的一种配穴方法,比如胃痛选择上腹的穴位及后背 7-11 椎体旁的穴位进行治疗,最典型的就是俞募配穴法。如胃腑病,取胃经的募穴"中脘"及背俞穴"胃俞"相配伍。对于俞募配穴协同效应的机理,现代医学研究多从解剖学、胃肠生理病理学、胚胎发育学等角度来解释。背俞穴临近胸交感干、腹交感干及脊髓,而募穴临近相应内脏，俞募配穴可缓解局部肌肉紧张，改善局部组织代谢，减轻躯体因素对内脏神经的影响。按照胚胎发生学的观点，认为俞募配穴皆位于相应的内脏阶段"Head 氏过敏带"上，有调节内脏向良性状态转归的作用。从本次文献搜索上来看，对俞募配穴效应机理，多是从神经内分泌角度及免疫功能角度进行阐释。

①对脑-肠轴的调节作用。研究表明，电针肝俞穴、梁丘穴对生长抑素（SS）型脑肠肽在下丘脑及胃黏膜的表达有增高趋势，这可能是电针达到疏肝解郁治疗脏腑痛症，通过脑肠肽表现出来的一种形式。还有研究表明，"肝俞穴"能促进抑郁症胃溃疡大鼠的运动能力，降低胃溃疡指数（UI），这可能与其降低胃和下丘脑血浆 SP 的免疫活性，与提高海马 5-羟色胺（5-HT）含量有关。有报道称，针刺"足三里"等穴后，发现其传入冲动能到达初级中枢脑干区、孤束核等特定结构，激活肽能神经及神经递质，其传出冲动则可激活外周肠神经系统的神经肽 SP、胃泌素（GAS）、胃动素（MTL）等肽能神经元，启动胃肠收缩活动，增强胃黏膜细胞的保护作用。

②对机体免疫调节的作用。胃溃疡的发生与机体免疫功能紊乱或低下之间关系密切，内皮素（ET）通过神经内分泌免疫网络系统对胃黏膜损伤起到整体调控作用，对胃肠道运动及分泌调节功能起到重要作用，研究显示，针刺"胃俞穴"和"中脘穴"后，胃镜检查结果显示临床痊愈，推测其可能通过调节 ET、一氧化氮（NO）的水平，很好地逆转胃黏膜的急性损伤，保护胃黏膜，来实现其对机体免疫功能的保护作用。还有研究表明，针刺俞募配穴可以增加 N-乙酰糖蛋白（NAc），这可能是针灸保护胃组织、改善胃功能，同时提高机体免疫力的又一途径。

（2）上下配穴。

上下配穴是指将位于腰部以上或上肢的穴位与腰部以下或下肢的穴位相配合的一种腧穴配伍方法，临床上应用广泛。常见的有合募配穴和八脉交会法，郄合配穴法。

①对中枢系统的调节作用。实验研究证实，正常大鼠孤束核为针刺信息传入和内脏伤害性信息传入的汇聚点。研究表明"足三里穴"与"内关穴"相配伍治疗胃腑疾病可能与神经电生理相关。从脑-肠轴角度发现针刺"中脘穴""足三里穴""照海穴""申脉穴"能够促进大鼠胃溃疡的愈合，同时延长大鼠睡眠时间，这与针刺降低纹状体中多巴胺、血清及海马中 TNF-α 及白

介素-25（IL-25）含量，增加血清中多巴胺（DA）含量有关。从下丘脑-垂体-肾上腺（HPA）角度研究发现，预针刺"中脘穴"与"足三里穴"，结果表明胃黏膜损伤越严重，睡眠持续时间越短，针刺可有效地保护胃黏膜，预防 SGU，延长造模后大鼠的睡眠时间，其机制可能是通过调节中枢及外周促肾上腺皮质激素释放激素（CRH）含量，进而调节神经内分泌系统，减轻机体的应激性反应。

②对胃肠激素的调节作用。胃肠激素主要是调节胃肠道自身的分泌、运动、吸收等活动功能，包括 GAS、EGF、前列腺素（PGE）、SS、SP 等，针刺可通过调节影响这些相关激素而发挥对胃黏膜的保护作用。

研究表明，合募配穴对应激性胃溃疡模型可能与调节下丘脑促性腺激素释放激素（GnRH）、SP 有关，GnRH 与单穴组相比没有明显差异，SP 对合募配穴有特异性。进一步的研究发现，合募配穴可能通过抑制胃、下丘脑组织环氧酶 2（cox-2）信使 RNA（mRNA）表达密切相关，配穴组优于单穴组。还有研究表明电针"足三里穴"，透皮电刺激"足三里穴"后，胃黏膜的血流量增加，TNF-α 和血栓素含量下降，PGE 含量增加。

③对机体免疫调节的作用。胃溃疡的发生与机体免疫功能紊乱或低下有密切关系，ET 通过神经内分泌免疫网络系统对胃黏膜损伤起整体调控作用，同时对胃肠道运动及内分泌调节功能起重要作用，针刺"足三里穴"和"梁丘穴"可通过调节 ET、NO 的水平，良好地逆转胃黏膜的急性损伤，保护胃黏膜，来实现其对机体免疫功能的保护作用，也说明纠正 ET/NO 失衡是保护胃黏膜损伤的一个重要途径。TNF-α 是重要的免疫细胞因子，有研究表明通过针刺"中脘穴""足三里穴"及"申脉穴""照海穴"，能有效减少血清 TNF-α 含量，提示针刺疗法可能通过免疫系统调节，促进胃溃疡愈合。

④对抗氧自由基调节作用。胃黏膜在面临缺血等各种应激反应或化学物质作用的同时，机体可产生大量的氧自由基，氧自由基与胃黏膜中的不饱和脂肪酸结合，造成脂质过氧化损伤，胃黏膜中含有较高浓度的巯基，氧自由基导致胃黏膜损伤的机制就是作用于巯基使其蛋白质变性酶失活，超氧化物歧化酶（SOD）能有效地清除氧自由基从而抑制胃黏膜中的脂质过氧化反应，使细胞膜的化学性质变得稳定，机体内 SOD 活性可反映机体抗氧化反应的能力。

有研究者观察电针"公孙穴"和"内关穴"对胃溃疡大鼠血清 SOD 及胃

窦前壁黏膜的影响，结果表明，电针"公孙穴"和"内关穴"可以提高胃溃疡大鼠血清 SOD 的活性，可以促进胃窦前壁黏膜的修复。还有研究者发现，针刺"足三里穴""中脘穴"可显著地提高应激性大鼠血清及胃黏膜组织 SOD 的含量，降低血浆及胃黏膜组织丙二醛（MDA）的含量，减轻胃黏膜损伤程度。还有报道表明，电针"内关穴""中脘穴"和"足三里穴"可降低大鼠胃黏膜的损伤指数，促进胃黏膜损伤的修复；诱导胃黏膜上皮细胞热休克蛋白 70（HSP70）的表达，提高胃黏膜 SOD 的活性，减少胃黏膜 MDA 的含量，降低脂质过氧化水平，减轻炎症反应，抑制氧自由基（OFR）及过氧化物对胃黏膜上皮细胞的损伤，对阿司匹林致大鼠胃黏膜损伤有较强的抗氧化及保护胃黏膜作用。

综上所述，足三里、中脘、胃俞是治疗胃溃疡最常用的穴位。合募配穴与俞募配穴是最常用的腧穴配伍方法。腧穴配伍针刺对胃溃疡具有显著的效果，比单穴或非经穴疗效佳，其机制是可能通过中枢神经系统、胃肠激素、免疫、脑-肠轴、细胞凋亡与增殖、抗氧化物的调节作用，但现今的研究报道中还没有不同配穴对胃溃疡的效应机制进行比较。腧穴配伍是临床取得治疗效果的关键，对不同腧穴配伍进行效应差异分析，深入研究不同腧穴配伍的相同点与差异点，对更深入地了解腧穴配伍理论，提高临床疗效，具有重要的指导作用。

3.5.6　预针刺对保护黏膜组织的"调衡防控"分子机制

中医理论一直在强调"未病先防，已病防变"，预针刺属于"治未病"范畴。预针刺后可提前防病，有效地降低医疗成本，古代就记载有"若要身体安，三里常不干"的说法，这句话的意思是"足三里穴"要常灸，并且要灸到穴位处化脓，变瘢痕灸，在伤口还没愈合的时候，再进行第二次灸，这样循序往复可以提高免疫能力，增强体质，延年益寿。

延年益寿用现代词语表示就是延缓衰老。衰老由多种原因造成，其中被大家熟悉和认可的是氧化物质减少，抗氧化物质增多可以延缓衰老。氧化应激是由自由基在体内产生的一种负面作用，并被认为是导致衰老和疾病的一个重要因素。氧化应激是指体内外环境在遭受各种刺激或处于有害环境时，体内高活性分子如活性氧自由基和活性氮自由基等活性分子过度生成或过度减少，从而导致体内引起生理和病理反应。由于它们可直接或间接氧化或损伤蛋白质、脂质和 DNA，从而诱发蛋白质变性、脂质过氧化。氧化应激一方面可以保护机体，通过调节体内多种信号通路，调控多种转录因子，参与体内炎症、免疫、细胞增殖、修复等过程；另一方面，若氧化能力过强，超出体内抗氧化系统的清除能力，活性氧在体内大量积蓄，可引起细胞和组织的损伤。在过去的 20 年中，广泛的研究揭示了持续的氧化应激可导致慢性炎症这一机制，慢性炎症进而可介导大多数慢性疾病，包括动脉粥样硬化、癌症、糖尿病、神经退行性病变、肾脏疾病和衰老等，这可能是预针刺对"调衡防控"的相关机制。

关于胃肠道与炎症和氧化应激的报道较少。之前一直认为胃肠道损害与胃酸、细菌、抗炎药物使胃肠道黏膜防御减弱、黏膜屏障受到损伤，从而造成胃肠道疾病。本次研究表明，过量的氧自由基在化学上都具有很高的反应性，并且会引起氧化应激，从而造成细胞的主要结构损伤，对生物体产生有害影响，后者包括细胞膜、细胞质蛋白和核 DNA，进而造成黏膜损伤。相反，少量存在的 NO、超氧阴离子和相关的 ROS 在信号转导过程中起调节介质的作用，许多 ROS 介导的反应可以保护细胞免受氧化还原诱导的稳态氧化应激。因此，与自由基过度产生有关的疾病是由大量的 ROS 产生而引起的，远远超出了宿主的淬灭能力，故引起胃黏膜损伤，进而引发炎症。有研究发现脂质氧化产物、MDA、4-羟基-2-己烯醛（4-HHE）等氧化产物都能够对机体健康造成危害。还有研究表明，自由基与多种胃肠道疾病（GI）的发病机理有关，包括胃食管反流病（GERD）、胃炎、肠炎、结肠炎和相关的癌症以及胰腺炎和肝硬化。炎症性肠病（IBD）是一种慢性反复发作性的非特异性炎性疾病，我们的研究发现，预针刺对黏膜的保护作用与 ROS 的产生与多种炎性疾病有密切关系，在肠道中，黏膜屏障的破坏迅速激活先天免疫系统，并启动急性炎症反应，中性粒细胞迁移到损伤或感染部位，吞噬入侵病原体和分泌活性氧、血管活性肽和炎症介质等。这有可能是预针刺保护大鼠黏膜组织的"调衡防控"原理。

3.5.7 不同配穴组方与功效的探讨

有人说过："不知穴之配合，犹如癫马乱跑，不独不能治病，且有使病机变生他种危险之状态"，可见腧穴配伍的重要性。临证治病取穴，能用单穴达到治疗目的，自然最好，这样既简单，又能减轻医者之劳，又能减轻患者被针的痛苦。但往往临证病情复杂，需要在"辨证论治"的理论指导下，法因证立，方随法出，进行腧穴配伍，通过腧穴间的协同作用，发挥配伍的功能，共奏奇效，以适应多种复杂病证，达到治疗效果。

根据病情，按照治疗方法的需要，将两种以上的腧穴合用，谓之配穴。也就是利用腧穴之间的相互作用，或协同增效，或互相抑制，减轻不良作用，以更好地发挥腧穴的功用。腧穴的配伍并非随意的组合，而是在"辨证论治"的理论指导下，根据腧穴的特性和功能，按照一定的原则，"理法方穴"严谨，组成"君臣佐使"有序的有制之师。

针灸作用于腧穴，常会给病人带来皮肉之痛；长期针刺某穴，会损伤局部皮肤，使其色变结痂。因此，针灸除了辨证选穴，还要配伍精当，精穴疏针，以减轻病人痛苦。盲目罗列腧穴，不但不能增加疗效，反而可能会降低主要腧穴的功效。正如《针灸大成》所云："故不得其要，虽取穴之多，亦无以济人，尚得其要，则虽会通之简，亦足以成功。"常用的配穴方法有多种，比如循经配穴法（本经循经配穴，异经循经配穴），交接经配穴法，特定穴配穴法等，总之，腧穴配伍原则是指导临症配穴组方的基础，医欲善其效，必先熟悉腧穴配伍原则。

现在科技日益发达，对机理的研究成果也日渐丰富，研究发现经穴与非经穴在功效与作用上效果不同，单穴与配穴比较，配穴功效优于单穴，不同配穴之间确实记载有不同的功效。如原络配穴是主客配穴，根据脏腑表里经脉相连的原理，主病取原，客病配络。俞募配穴是脏腑发生改变时，多在俞募穴上得到反应，所以取脏腑的俞穴和募穴配伍能治疗本脏腑疾病。五输配穴，又称子母补泻法，它是根据五行生克原理，本着"实则泻其子，虚则补其母"的原则，在相关经脉上选取相应五输穴配伍。郄会配穴是该经气血深聚最多之处，善于治疗所属脏腑的急性病症，故临床急症常以郄穴为主组方。但从文献上来看，不同配穴之间的功效机理研究则比较少见。

因此本研究以治疗胃溃疡最常见的腧穴配伍——合募配穴和俞募配穴为主，以 SGU 大鼠为模型，从氧化-抗氧化角度出发，观察合募配穴与俞募配穴在血清和胃组织中氧化-抗氧化物质的水平，以及血清内炎症细胞因子的含量，乃至 TLRs 信号通路中的蛋白在黏膜组织的表达，发现预针刺确实可以调整应激性胃溃疡时氧化-抗氧化水平和炎症因子的含量，其中合募配穴组调整氧化-抗氧化水平强于俞募配穴组；俞募配穴组以降低促炎性细胞因子为主，效果优于合募配穴组。俞募配穴与合募配穴可抑制 TLR4/MyD88/TRIF/IκB-α 的信号表达,其差异点在 MyD88 蛋白上,并且通过 GO 功能富集分析获得了具有相对显著变化的基因 Tlr1、S100a9、Reg3g、Lbp、Tnf、Tlr5、Nod2,这可能是俞募配穴与合募配穴预防黏膜组织的不同的关键基因。结构决定功能,其不同的效应差异,表现出腧穴配伍上的差异。本次研究表明,合募配穴抗氧化能力较俞募配穴强,可疏通胃气、导滞止痛而发挥黏膜组织的保护作用,俞募配穴降低炎症作用较强并发挥祛痰通络、降气和胃的作用而起到保护黏膜组织的作用,这可能是 2 个不同配穴功效的差异之处。

第 2 部分　预针刺不同配穴对 SGU 大鼠大肠组织 TLRs 信号通路 mRNA 的影响

这部分主要阐述合募配穴和俞募配穴预针刺对应激性胃溃疡大鼠模型大肠组织 TLRs 信号通路 mRNA 的影响，从另一方面解释合募配穴和俞募配穴治未病的作用。

4 预针刺不同配穴对 SGU 大鼠大肠组织 TLRs 信号通路 mRNA 的影响

4.1 实验材料

4.1.1 实验动物及分组

与 1.1.1 同。

4.1.2 主要仪器及试剂

4.1.2.1 主要仪器

①电子分析天平 Sartourius。

②超纯水系统 Millipore。

③-20℃低温冰箱 海尔。

④小型高速离心机 Eppendorf。

⑤恒温水浴锅 哈尔滨东方电控开关厂。

⑥电热恒温鼓风干燥箱 上海精宏实验设备有限公司。

⑦NanoDrop 2000 Thermo Fisher Scientific，USA。

⑧Invitrogen Qubit 3.0 Spectrophotometer Thermo Fisher Scientific，USA。

⑨ABI 2720 Thermal Cycler Thermo Fisher Scientific，USA。

⑩Eppendorf 5810R Centrifuge Eppendorf，Germany。

⑪Agilent 2100 bioanalyzer Agilent Technologies，USA。

⑫Illumina cbot Cluster Station Illumina，USA。

⑬Illumina Hiseq 2500 Illumina，USA。

4.1.2.2 主要试剂

①无水乙醇 北京化工厂。

②异丙醇　天津市富宇精细化工有限公司。

③氯仿　北京化工厂。

④TRIzol　美国 Invitrogen。

⑤无 RNA 酶/无 DNA 酶水　北京天根生化科技有限公司。

⑥TruSeq RNA sample Preparation kit V2　Illumina，USA。

⑦Agencourt AMPure XP-PCR Purification　BeadsBeckman Coulter，USA。

⑧Agencourt SPRIselect Reagent Kit　Beckman Coulter，USA。

⑨SuperScript IV Reverse Transcriptase　Thermo Fisher Scientific，USA。

4.2　实验方法

4.2.1　干预方法

与 1.2.1 同。

4.2.2　造模方法

与 1.2.2 同。

4.2.3　样本采集与大肠组织 RNA 提取

末次针刺治疗结束后，制作大鼠应激性胃溃疡模型后取材，戊巴比妥钠（30 mg/kg，配制浓度 3 mg/mL，1 mL/100g 体重），背位固定，腹部去毛，沿腹正中线切开皮肤，分离腹部肌肉等组织，迅速采集大肠组织（从肛门处向上 3cm，剪 3cm），用冰生理盐水冲洗 3 次除去污物，用滤纸吸净多余水分，其余各个样品置于液氮中速冻，然后置于 -80℃ 冰箱中保存待测。称取大肠组织 100 mg，放入研钵中，加入少量液氮，迅速研磨成小细粒（越小越细越好，中间不断地补加液氮），加入 1 mL Trizol 后转移至离心管，然后在 12000 r/min 下离心 5 min，弃去沉淀后再加入 200 μL 氯仿，并盖紧离心管，振荡混匀 15 s，室温放置 10 min；之后在 4℃，12000 r/min 离心 15 min，吸取澄清的上清液，移至新的 EP 管中，再加入 600 μL 异戊醇，混匀后室温下放置 5 min，再次在 4℃ 离心，12000 r/min 离心 10 min，然后弃上清液，并加入 1 mL75% 乙醇，然后在室温晾干 5 min。

4.2.4 总 RNA 质量检测

Qubit 精确定量 RNA 的浓度和总量。具体操作方法如下：取标准品 10 μL，加入检测工作液至最终体积为 200 μL，涡旋混匀 2~3 s，避光室温孵育 2 min 后，放入 Qubit 机器中测值。取 2 μL 大肠 RNA 样品，直接上样于底层平台，采用 Nanodrop 检测 OD260/280 和 OD260/230 的比值，测定 RNA 纯度。采用琼脂糖凝胶电泳和 Agilent2100 Bioanallyzer 检测 RNA 的降解程度，来测定 RNA 的完整度。要求 RNA 样品浓度≥100 ng/μL，总量>2 μg，OD260/280 值在 1.8~2.2，OD260/230≥2.0，且 Agilent2100 Bioanalyzer 检测的 RIN≥6.5，以保证下游高质量 mRNA-seq 文库的构建。

4.2.5 分析纯化 mRNA 及片段化

取适量总 RNA 分选 mRNA，利用带有 oligo-dT 的磁珠特异性结合带有 poly（A）结构的 mRNA，通过两轮的纯化，最大限度降低 rRNA 等与分选磁珠的非特异性结合，达到从总 RNA 中富集，纯化 mRNA 的效果。

在第二轮磁珠纯化后，加入洗脱、片段化和随机引物组成的缓冲液，方便下一步 cDNA 合成中的随机引物结合。将磁珠 94℃ 高温孵育，洗脱结合的 mRNA 同时进行热断裂，使片段分布在 100~300 bp。

4.2.6 合成第一链 cDNA

以片段化且结合了随机逆转录引物的短片段 mRNA 为模板（先捕获带有 polyA 尾的 mRNA）在逆转录酶的作用下进行第一链 cDNA 的合成。

4.2.7 合成第二链 cDNA

向合成一链 cDNA 的体系中加入二链合成预混体系，水解消化 RNA/cDNA 杂合链上的 RNA，并以一链 cDNA 为模板，DNA 聚合酶合成二链 cDNA，经过 Agencourt AMpure XP 磁珠纯化，最终得到双链 cDNA（dscDNA）。

4.2.8 双链 cDNA 末端修复反应

向纯化后的 ds cDNA 加入末端补齐体系，含有修复 cDNA 两端不规则末端的酶组合。其中的外切酶（Exonuclease）活化消化 3′ 端的单链突出，而聚合酶（Polymerase）活性补齐 5′端的突出；同时磷酸激酶（PNK）在 5′末端加上后续连接反应必需的磷酸基团，经过 Agencourt AMpure XP 磁珠纯化，最终得到 5′端含有磷酸基团的平末端 ds cDNA 短片段文库。

4.2.9　3′末端加"A"反应

向上述体系中加入 3′末端加"A"缓冲反应体系。在末端修饰完成的双链 cDNA3′末端加上单个腺苷酸"A"，防止 cDNA 片段之间的平末端自连，而可以与下一步测序接头 5′末端的单个"T"突出互补配对，准确连接，有效地降低文库片段之间自身的串联。

4.2.10　连接测序接头

向上述反应体系中加入连接缓冲液和双链测序接头，利用 T4 DNA 连接酶将 illumina 测序接头连接至文库 DNA 两端。

4.2.11　文库片段筛选

对于加上接头的文库，应用 Agencourt SPRIselect 核酸片段筛选试剂盒在纯化文库的同时，进行片段大小筛选。采用两步法筛选（Double Size selection），先用 SPRI 磁珠去掉目标区域左侧小片段（Left-side Size selection），再去掉位于目标片段区域右侧的大片段（Right-side Size selection），最终筛选出片段长度合适的原始文库，用于下一步的 PCR 扩增。经过纯化后的文库，去掉了体系中过量的测序接头和接头自连的产物，避免 PCR 过程的无效扩增，消除其对上机测序的影响。

4.2.12　PCR 扩增 DNA 文库

应用高保真的聚合酶扩增原始文库，以保证足够的文库总量。PCR 扩增循环数控制在 12~15。在保证产物足够的前提下，减少因扩增循环数过大而引入的 bias。扩增后的文库经过磁珠纯化即成为可以上机的测序文库。

4.2.13　文库的质量检测

使用 Qubit 和 Agilent 2100 Bioanalyzer 分别检测文库浓度与文库片段长度分布，要求浓度>5 ng/μL，且片段长度集中在 300~400 bp。

4.2.14　上机测序

文库最终于 Illumina Hiseq 平台，以 2×150 bp 双端测序模式进行高通量测序，获得 FastQ 数据。

4.3　实验过程

4.3.1　采用 Fast QC 测序数据，对原始数据质量评估

从 Babraham Bioinformatics 官网下载 Fast QC 软件用于评估测序数据的质量。在 linux 环境下，输入"fastqc-o out_ dir-t 10 R1. fq R2. fq"进行质量评估，并手动创建 QC 目录，把报告存于此目录下，分析时打开后缀是 html 的文件进行。

4.3.2　采用 Trim galore 测序数据质量控制

设定 Phred quality score 阈值为 25，选择-phred33，自动搜选——illumina 平台，设定前后 adapter 重叠的碱基数为 1，设定输出 reads 长度阈值>20bp，输入"trim_galore-q 25-phred33-stringency 3-length 36-paired CK-4_1. fq. gz CK-4_2. fq. gz-gzip-o . /cleandata/trim_galoredata/ "运行，清洗后的数据 zip 打包，放入已经建立好的目录 Ph 里。

4.3.3　采用 HISAT2 参考基因组比对

从约翰·霍普金斯大学计算生物学中心官网下载 HISAT2 软件，输入"hisat-f-x genome_ index-1 reads_ 1. fas-2 reads_ 2. fas-S eg2. sam"，使用 HISAT2 软件将测序序列片段比对到 rn6 参考序列。

4.3.4　采用 Rseqc 对转录组整体质量评估

采用 RSeQC 软件对所有比对到参考基因组上的序列进行随机抽样，利用抽样的 read 对转录本进行表达定量，针对表达丰度不同的转录本，根据 RPKM 值划分成 6 个层次，统计抽样得到的 RPKM 值与最终的 RPKM 值误差在 15% 以内的比例。

4.3.5　采用 String Tie 进行基因表达定量

从 HISAT2 的输出文件则需经过 samtools sort 生成的 bam 文件当作输入文件，输入"stringtie <aligned_reads. bam> [options] * "进行分析。

4.3.6　采用 deseq2 进行差异基因鉴定

分析来自 RNA-seq 的计数数据，使用 results（dds）函数生成结果表，再使用 lfcShrink（dds, coef = " condition _ treated _ vs _ untreated", type = "apeglm"）函数，指定 apeglm 方法将 dds 对象传递给 lfcShrink 来缩小。使用 plotCounts（dds, gene = which. min（res $ padj）, intgroup = " condition", returnData = False）函数来进行可视化。

4.3.6.1　采用 STRINGdb 进行蛋白互作网络分析

从 STRING Database 官网进行数据集下载，使用 R 语言包 clusterProfiler 并输入获取到的 gene symbol 的代码 10090 进行分析。

4.3.6.2　采用 WGCNA 进行 WGCNA 分析

首先，通过过滤低表达量、低变异系数的基因，以减少参与后续分析的基因数目，提高结果可靠性，将矩阵写为符合 WGCNA 要求的形式：行名为 gene，列名为样品，让性状数据和表达谱数据保持一致（一一对应），最后采用相关系数加权值（对基因相关系数取 N 次幂），使得网络中的基因之间的连接服从无尺度网络分布（scale-freenetworks），并构建分层聚类树，聚类树的不同分支、不同颜色代表不同的基因模块，得到模块之后分析模块的功能富集、模块与性状的相关性、模块与样本的相关系数，最后挖掘模块的关键信息，找到模块的核心基因、利用关系预测基因功能。

4.3.6.3　采用 ClusterProfiler 进行富集分析

在进行富集分析时，使用 Over-Representation Analysis 和 Gene Set Enrichment Analysis 进行运算。使用 barplot 散点图展示富集到的 GO terms；使用 dotplot 用散点图展示富集到的 GO terms；使用 GO 有向无环图调用 topGO 来实现 GO 有向无环图的绘制；使用 emapplot 对于富集到的 GO terms 之间的基因重叠关系进行展示，如果两个 GO terms 系的差异基因存在重叠，说明这两个节点存在 overlap 关系，在图中用线条连接起来。

（1）GO 富集分析。

从 GO 官网的 Term enrichment services 上，根据挑选出的差异基因，计算这些差异基因同 GO 分类中某一（几）个特定的分支的超几何分布关系。

（2）KEGG 富集分析。

clusterProfiler 通过 KEGG 数据库的 API 来获取，输入鼠类基因相对应的 pathway 的注释文件，再输入 pathway 对应的描述信息，将物种简写输入给 clusterProfiler，它会通过联网自动获取该物种的 pathway 注释信息。

4.4 实验结果

4.4.1 mRNA 质量质控结果

从图 4-1（a）看 Q 值都为 30，表明模型组样本 1 处碱基测序准确率为 99.9%，符合质控标准，且质量值≥20，说明都是好碱基，无 adapter 接头、测序引物、barcode、index 等非基因组序列。图 4-1（b）质控前和质控后（final 标签）的数据碱基质量及组成分布图（以模型组样本 1 为例）。从图 4-1（c）看整体趋势呈线性平滑延伸扩散，随着横轴数值增高，对应纵轴的数值下降。并未出现峰值，表示此样本冗余序列含量正常，并且基因序列分布均匀，不具有 5′端或 3′端偏向性，说明该样本 RNA 降解情况不显著，不影响后续分析，见图 4-1。

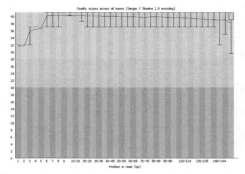

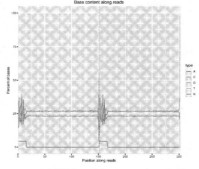

（a）质控前和质控后（final 标签）的数据碱基质量分布图（以 Model 1 为例）

（b）质控前和质控后（final 标签）的碱基组成分布图（以 Model 1 为例）

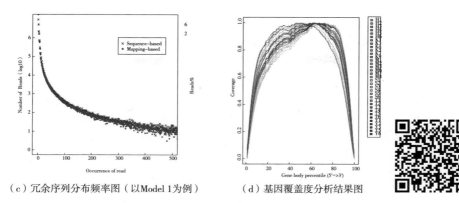

（c）冗余序列分布频率图（以 Model 1 为例）　　（d）基因覆盖度分析结果图

图 4-1　冗余序列分布频率及基因覆盖度分析结果图

4.4.2　mRNA 数据质控结果

图 4-2 显示所有基因的表达量概率密度分布图，从图中可看到纵坐标与横坐标每组相合程度较高，密度曲线表示的富集中，表示各组表达量的集中区域相似，图 4-3 显示主成分分析（Principal Component Analysis，PCA），对样本聚类情况进行可视化，直观观察到实验组和对照组的样本聚类情况，图中显示各样品丰度都集中在 10 以上，中心点在不同象限上，距离较远，具有差异性（$P<0.05$）。

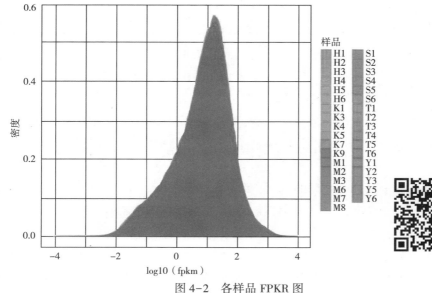

图 4-2　各样品 FPKR 图

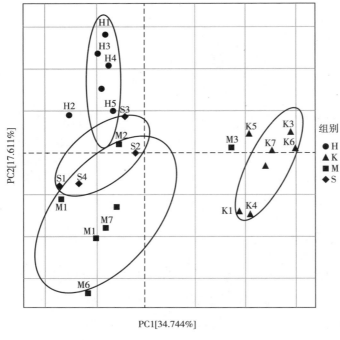

图 4-3　所有样品主成分分析

4.4.3　各组 mRNA 差异表达比较

为了进一步研究不同配穴之间的效应差异，我们设定基于满足 pvalues＜0.5 且｜log2（fold change）｜＞1 为差异基因，采用 Deseq2 软件分析两两分组的 case 组与 control 组的差异表达基因，从图 4-4 各组 mRNA 主成分分析图中看到，空白组与模型组，模型组与合募配穴组，模型组与俞募配穴组，合募配穴组与俞募配穴组，各组之间 mRNA 之间差异明显。

各组差异 mRNA 表达散点图来看，各组比较，均有偏离对角线的点，说明该类基因在对应样品中相对高表达，并且基因间的表达量差异大。见图4-5。

红色点表示表达量上调的基因，绿色点表示下调基因，蓝色点表示无显著差异的基因。纵坐标表示 P 值，P 值越小表示差异越显著。从差异 mRNA 表达火山图中，可以看到空白组与模型组比较，上调基因 352 个，下调基因 561 个；合募配穴组与模型组比较，上调基因 194 个，下调基因 321 个；俞募配穴组与模型组比较，上调基因 106 个，下调基因 213 个；合募配穴组与俞

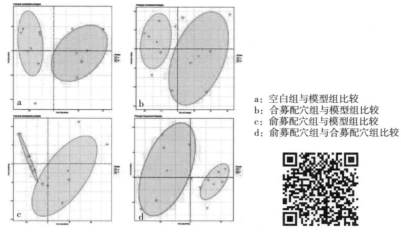

a：空白组与模型组比较
b：合募配穴组与模型组比较
c：俞募配穴组与模型组比较
d：俞募配穴组与合募配穴组比较

图 4-4　各组 mRNA 主成分差异分析图

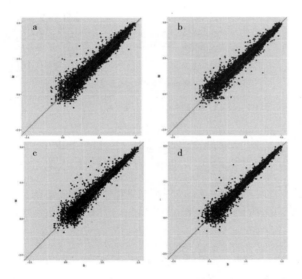

a：空白组与模型组比较
b：合募配穴组与模型组比较
c：俞募配穴组与模型组比较
d：俞募配穴组与合募配穴组比较

图 4-5　各组 mRNA 差异散点图

募配穴组比较，上调基因 132 个，下调基因 55 个，见图 4-6。

4.4.4　各组样品 TLRs 信号通路差异基因的 GO 富集比较

通过 GO 富集，空白组与模型组比较 TLRs 信号通路中有差异的信号通路是 MyD88-dependent toll-like receptor signaling pathway（MyD88 依赖的 Toll 样受体信号转导途径），富集到的基因是 Reg3g、Tlr4、Irf7。合募配穴组与模型

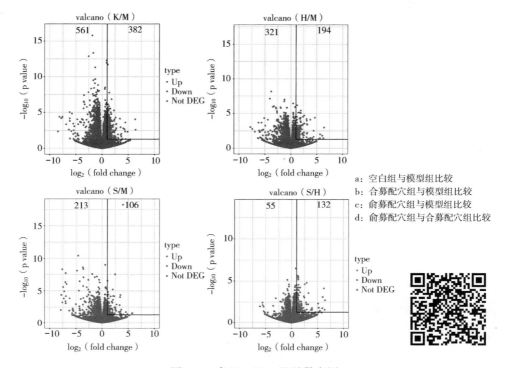

图 4-6　各组 mRNA 差异散点图

组比较 TLRs 信号通路中有差异的信号通路是 Toll-like receptor binding（Toll 样受体结合），富集到的基因是 Tlr1、S100a9、Cd36。俞募配穴组与模型组比较 TLRs 信号通路中有差异的信号通路是 toll-like receptor signaling pathway（Toll 样受体信号通路），富集到的基因 Reg3g、Lbp、Tnf、Tlr5、Nod2、Cd36，见图 4-7。

　　说明预针刺保护黏膜确实通过 TLRs 信号通路，合募配穴组与俞募配穴组保护黏膜组织的基因共同的可能有 1 个，为 Cd36，预针刺合募配穴组保护黏膜组织不同的基因可能是 2 个，为 Tlr1、S100a9；预针刺俞募配穴组保护黏膜组织不同的基因可能是 5 个，为 Reg3g、Lbp、Tnf、Tlr5、Nod2。

4.4.5　各组样品 TLRs 信号通路差异基因的 KEGG 富集分析

　　通过 KEGG 分析，空白组与模型组比较 TLRs 信号通路中有差异的信号通路是 Toll-like receptor signaling pathway（Toll 样受体信号通路），富集到的基因是 Casp8、Nfkbia、Tlr4、Ctsk、Cxcl10、Spp1、Cxcl11、Irf7、Traf6。合募配

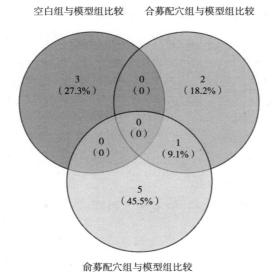

空白组与模型组比较　　合募配穴组与模型组比较

俞募配穴组与模型组比较

图 4-7　各组样品 TLRs 信号通路差异基因的 GO 富集

穴组与模型组比较 TLRs 信号通路中没有差异的信号通路。俞募配穴组与模型组比较 TLRs 信号通路中没有差异的信号通路。

4.5　小结

综上所述，空白组、模型组、合募配穴组、俞募配穴组两两比较时，可以发现富集到差异的 TLRs 信号通路，如 MyD88-dependent toll-like receptor signaling pathway（MyD88 依赖的 Toll 样受体信号转导途径），Toll-like receptor binding（Toll 样受体结合），toll-like receptor signaling pathway（Toll 样受体信号通路），这也说明了合募配穴与俞募配穴保护大肠黏膜组织的作用，与胃组织相同，确实也是跟调节 TLRs 信号通路有关，而且与 MyD88 蛋白密切相关。

从基因层面来说，本次实验中发现合募配穴组与俞募配穴组保护黏膜组织的基因 GO 富集中共同的可能有 1 个，为 Cd36，预针刺合募配穴组保护黏膜组织 GO 富集中不同的基因可能是 2 个，为 TLR1、S100a9；预针刺俞募配穴组保护黏膜组织 GO 富集中不同的基因可能是 5 个，为 Reg3g、LBP、TNF、

TLR5、NOD2。这有可能是俞募配穴与合募配穴预防黏膜组织损伤的不同的关键基因。在KEGG富集中，空白组与模型组比较富集到的基因是Casp8、Nfkbia、TLR4、Ctsk、Cxcl10、Spp1、Cxcl11、Irf7、Traf6。这有可能是应激性胃溃疡发生时改变的关键基因，这些基因文献研究表明与免疫、炎症、维持血流量有关，与上述实验的结果一致。

4.6　讨论

4.6.1　胃和大肠在消化系统胚胎发育上是同源的

从最简单的单细胞动物到最复杂的动物——脊椎动物，食物消化的过程也变得复杂起来。有报道称，单细胞动物消化食物是在细胞内进行的，到了两胚层多细胞动物，既实现了细胞外消化，又具有吸收功能，到三胚层动物的出现，它们的消化器官已经分化为前肠、中肠、后肠，可以将食物进行粉碎、乳化等过程再吸收。到了脊椎动物的出现，动物的消化系统得到了完整的分化，出现了咽、食管、胃、大小肠和肝、胰等器官。研究表明，在脊椎动物胚胎发育的第3~4周开始发育，胚胎中的原肠管头尾形成了咽、食管、胃、十二指肠、空肠和回肠近端的大部分；后肠发育成回肠远端的小部分、盲肠、阑尾、结肠和直肠。在胚胎的第11周中肠愈合并从脐腔退回腹腔，原始消化管成型。现代研究证实，在解剖结构上，胃与大肠都是由浆膜层、肌层、黏膜下层和黏膜层4层结构构成，解剖结构相同。

4.6.2　胃和大肠在中医脏腑关系中联系紧密

我们都知道，肠胃是消化系统当中的重要器官，人体所需要的营养几乎都需要经过肠胃，这里指的肠就是小肠、大肠。胃和大肠之间关系紧密，胃和大肠的关系在中医经典著作《黄帝内经》中早有记载，"大肠、小肠，皆属于胃，是足阳明也"。说明胃和大肠属于阳明经，功能相似，共同参与饮食水谷在体内的消化、吸收、排泄过程。现代研究发现，在解剖位置上，胃与大肠之间通过小肠相通；手阳明大肠经与足阳明胃经，二者在鼻旁迎香穴交接。在五行关系中胃随脾属土，大肠随肺属金，土生金，属于母子相生的关系。

所以，胃和大肠在生理功能上都具有消化、吸收、分泌、排出的功能。

在中医理论中属于同名经，足阳明胃经与足阳明大肠经，关系紧密。现代研究发现，胃和大肠中存在一个由感觉神经元、中间神经元和运动神经元组成的肠神经系统。本次实验从大肠组织 mRNA 筛查观察，不同配穴预针刺对应激性胃溃疡大鼠黏膜的保护作用的差异，进一步探讨不同配穴对应激性胃溃疡大鼠黏膜组织的整体调整作用。

4.6.3　合募配穴组与俞募配穴组对应激性胃溃疡大鼠黏膜的保护的共同基因

研究表明，脂肪酸转位酶参与长链脂肪酸（LCFA）运输，对脂肪酸代谢和胰岛素功能很重要。有研究表明，动脉粥样硬化时 LDLR/CD36/LOX-1 相互正调节，形成调节内皮细胞功能正调节环。本次实验说明合募配穴与俞募配穴可能都通过调节 Cd36 基因起作用，可能与胆固醇、脂肪酸吸收/重吸收、合成和转运、炎症有关。

4.6.4　合募配穴组对应激性胃溃疡大鼠黏膜的保护作用的基因

4.6.4.1　TLR1

TLR1 介导肠代谢产物三酰甘油调节，有效提升短链脂肪酸利用率，参与肠道脂质代谢。有研究表明，肥胖鼠肠道壁上 TLR1 蛋白分布密度增加，基因相对表达量升高，在经过针刺治疗后，调整机体免疫功能，降低肠黏膜的 TLR1 蛋白分布及表达，促进机体脂肪消耗，使得慢性炎症自消，达到减肥降脂目的。

4.6.4.2　S100A9

S100 钙结合蛋白 A9（S100A9）是具有增强炎症和血管通透性的外泌体蛋白，有研究表明，含 S100A9 的血清外泌体通过将信号分子转移到肺中并激活下游信号通路，从而导致肺微血管结构通透性过高，最终导致紧密连接和内皮屏障的破坏。还有研究表明，S100A9 可减轻 LPS 诱导下调炎症而减轻肺损伤。

4.6.5　俞募配穴组对应激性胃溃疡大鼠黏膜的保护作用的基因

4.6.5.1　Reg3g

现代研究表明，新型钙依赖性凝集素分子——再生基因 3 g（Reg3g）也具有同种作用。作为人类 Reg3A（也称为 Reg3α 或 Reg Ⅲ）的小鼠同源物，Reg3g 在包括结肠在内的消化系统中选择性表达。本次实验中，我们推测俞募配穴可能通过进一步诱导 Reg3g 的表达来保护大鼠应激性胃溃疡黏膜破坏。之前研究表明，eckol 显著提高了再生的源自胰岛 3γ（Reg3g）的结肠表达。结肠 Reg3g 的诱导可能解释了 eckol 在大肠小鼠中的抗炎、抗凋亡、抗微生物和免疫调节活性。

4.6.5.2　LBP

LBP 也称为 LBP 脂多糖结合蛋白，结合革兰氏阴性细菌外膜上的脂多糖，参与免疫反应，脂多糖结合蛋白（LBP）是识别脂多糖（LPS）和启动免疫反应的关键因素，LBP 在胆固醇负荷情况下促进巨噬细胞存活，从而调节机体对病原感染的抵抗力，对介导涉及 TLR4 的先天免疫应答很重要。还有研究表明，LBP 基因是巨噬细胞特异性 LXP 靶标，可促进泡沫细胞存活和动脉粥样硬化。

4.6.5.3　TNF

TNF-α 称为肿瘤坏死因子，可以结合 TNF 受体，在调节细胞增殖、诱导细胞凋亡和炎症反应中发挥作用。研究发现，TNF 在体内、体外均能杀死某些肿瘤细胞，也能作用于血管内皮细胞，损伤内皮细胞或导致血管功能紊乱，使血管损伤。

4.6.5.4　TLR5

Toll 样受体 5（TLR5）是 Toll-like 受体家族中的重要成员，在革兰阴性菌引起的炎症反应中发挥着重要的调控作用。研究表明，TLR5 可表达于胃上皮细胞膜的表面，是唯一可以识别蛋白抗原的受体，其配体是细菌的鞭毛蛋白，因此，TLR5 可能参与了 Hp 感染后各种胃部疾病的发生、发展。还有研究表明，TLR5 在肠道上皮细胞中高度表达，并在宿主抵抗肠道细菌感染中发挥关键作用。

4.6.5.5　NOD2

核苷酸结合寡聚结构域 2（NOD2）是炎症反应的关键调节因子。研究已发现，NOD2 与类风湿关节炎（RA）的发病机理有关。还有研究表明，NOD1 和 NOD2 的信号转导也为 T 细胞活化提供了重要信号，并且当 NOD1 和 NOD2 都被删除时，受刺激的 T 细胞会经历活化诱导细胞死亡。TLR2 信号通路可以避开缺乏 NOD1 和 NOD2 的信号转导缺陷，直接活化 T 细胞诱导细胞死亡。

　　我们的实验表明，空白组、模型组、合募配穴组、俞募配穴组两两比较时，可以发现富集到差异的 TLRs 信号通路，如 MyD88-dependent toll-like receptor signaling pathway（MyD88 依赖的 Toll 样受体信号转导途径），Toll-like receptor binding（Toll 样受体结合），toll-like receptor signaling pathway（Toll 样受体信号通路），这也说明了合募配穴与俞募配穴保护大肠黏膜组织的作用，与胃组织相同，确实与调节 TLRs 信号通路有关。

　　从基因层面来说，胃和大肠组织 TLRs 信号通路相关的基因有所不同，胃组织可能调节 TLR4、MyD88、TRIF、IκB-α，而大肠组织可能调节 TLR1、TLR5、TLR4、Nfkbia（IκB-α）、TRAF6。这些基因文献资料表明与免疫、炎症、维持血流量有关。这说明不同配穴对胃和大肠的"调衡防控"的作用，在细微的靶点处有所不同，其机制需进一步研究。

第3部分　预针刺与奥美拉唑对 SGU 模型大鼠胃组织保护作用研究

　　这部分主要阐述合募配穴与奥美拉唑、俞募配穴与奥美拉唑预治疗及对应激性胃溃疡模型大鼠胃组织的保护作用，重点阐述针刺不同配穴与阳性药其保护机制上的差异性。

5　预针刺合募配穴预防应激性胃溃疡模型大鼠胃组织保护作用的机制研究

5.1　实验材料

5.1.1　实验动物及分组

健康雄性 Wistar 大鼠 36 只，体质量 180~220 g，由辽宁长生生物技术有限公司提供［清洁级，许可证号：SCXK（辽）2015-0001］，在长春中医药大学动物中心（清洁级）喂养，自然照明，自由摄食、饮水，室温为（25±3）℃，相对湿度为（55±5）%。整个实验程序按照动物伦理委员会的要求进行，对动物的处置均遵循中华人民共和国科技部 2006 年颁布的《关于善待实验动物的指导性意见》。喂养 1 周后，将动物随机分为空白组、模型组，阳性药组（奥美拉唑）和合募配穴组，每组 9 只。

5.1.2　主要仪器及试剂

①高性能通用台式离心机［Thermo Scientific Sorvall（美国）ST 40R 型］。

②分析天平［Sartorius（德国）BSA224S］。

③电泳仪电源［Bio-Rad（美国）PowerPac Basic 型］。

④半干转印系统转印槽［Bio-Rad（美国）Trans-Blot SD Cell 221BR 58380 型］。

⑤小垂直板电泳槽［Bio-Rad（美国）Mini-PROTEAN Tetra System 型］。

⑥病理组织包埋机［leica（德国）EG1150 型］。

⑦多功能酶标仪［BioTek（美国）Synergy2 型］。

⑧化学发光凝胶成像系统［Bio-Rad（美国）ChemiDoc XRS+］。

⑨Image Lab 4.1［Bio-Rad（美国）］图像分析系统。

⑩正置白光拍照显微镜［Nikon（日本），Eclipse Cl-L］。

⑪小动物专用吸入麻醉机（VMR，美国 MATRX 公司）。

⑫0.18 mm×18 mm 华佗牌一次性针灸针（苏州医疗用品厂有限公司）。

⑬大鼠髓过氧化物酶（MPO）检测试剂盒、丙二醛（MDA）检测试剂盒。

⑭谷胱甘肽过氧化物酶（GSH-Px）检测试剂盒（均购自南京建成）。

⑮大鼠肿瘤坏死因子（TNF-α）检测试剂盒。

⑯白介素-6（Interleukin-6，IL-6）检测试剂盒（均购自 Thermo Fisher Scientific）。

⑰核因子 κB 抑制蛋白 α（IκB-α）抗体（1∶1000）。

⑱β-肌动蛋白（β-actin）（1∶3000）抗体、抗 Toll 样受体 4（TLR4）（1∶1000）抗体。

⑲抗髓样分化因子（MyD88）抗体（均购自 Servicebio）。

5.2　实验方法

5.2.1　大鼠 SGU 模型的建立

不同治疗结束后按照参考文献的方法造模，将模型组、阳性药组和合募配穴组使用水浸束缚应激法（RWIS）造模。造模方法：将 3 组大鼠捆绑在木板上，直立浸泡于（22±1）℃的恒温水槽中 3 h，液面保持在大鼠胸骨剑突水平，空白组大鼠不予处理。

5.2.2　干预方法

空白组：常规喂养大鼠。模型组：将大鼠用小型动物麻醉机麻醉，每两天将其捆绑在木板上一次，每次 10 min。阳性药组：造模前 10 天，给予奥美拉唑（20 mg/kg）灌胃，隔日 1 次。合募配穴组：根据参考文献中的定位方法选择"足三里""中脘"。使用小型动物麻醉机-异氟烷麻醉，针刺"中脘"，直刺 3 mm；"后三里"，直刺 5 mm；针刺后选用华佗牌 SDZ-V 型电针仪，以一侧的中脘-后三里为连续电针连接对穴，取连续波（2 Hz，0.6 mA，0.45 ms）行电针刺激，强度以大鼠耐受为度。针刺隔日 1 次，10 min/次，5

次为1疗程，共干预1疗程。

5.2.3 检测指标及方法

胃黏膜损伤的评估：通过腹腔注射2%戊巴比妥钠麻醉大鼠，麻醉成功后沿腹中线剖腹，立即切除胃并沿胃大弯切开，用冷生理盐水冲洗。根据Guth标准，肉眼评估胃黏膜损伤。测量每个病变部位的长度（mm），溃疡指数（UI）为所有病变部位的长度之和。

UI评估标准：损伤长度≤1 mm（包括斑点糜烂）计为1分；1 mm<损伤长度≤2 mm计为2分；2 mm<损伤长度≤3 mm计为3分；3 mm<损伤长度≤4 mm计为4分；损伤长度>4 mm计为5分。

苏木精-伊红（HE）染色法观察胃组织形态学：取出胃后在胃窦部损伤明显处取1.0 cm×0.5 cm×1.0 cm大小的组织，将其固定在10%福尔马林中，脱水，清洗，石蜡浸润，包埋并制成4 μm厚切片。用HE染色法将切片脱蜡并染色。评分方法参考急性胃黏膜损伤镜下评分标准：以充血、出血、黏膜细胞变性坏死在整个黏膜上皮层的累及程度分为5级，充血权重为1，出血权重为2，上皮细胞变性坏死权重为3，具体见表1-1。

测定血清中MDA（TBA法）、MPO（比色法）和GSH-Px（比色法）水平：剖腹后先对大鼠进行腹主动脉抽血，大约1.5 mL，室温下静置20 min，采用3000 r/min离心10 min，分离血清后将其置于-20℃下保存直至使用。测定MDA时取样量为200 μL，95℃水浴40 min，取出后流水冷却，4000 r/min离心10 min，取上清液约250μL，532 nm处测定吸光度值；测定MPO时取样量为20 μL，60℃水浴10 min，取出后立即在460 nm处测吸光度值；测定GSH-Px时，取5 μL，根据抑制率确定最佳上样浓度为25%，412 nm波长处测定吸光度值。

测定胃组织中MDA（TBA法）、MPO（比色法）和GSH-Px（比色法）水平：按上述方法摘取胃组织，观察病变程度，并将胃组织损伤明显部分分为2份，1份用作检测胃组织中MDA、MPO、GSH-Px，1份作为蛋白质印迹法（WB）检测。取材7天后将胃组织匀浆制成10%的胃组织溶液，低温离心机3000 r/min离心10 min，取上清液，置于-80℃冰箱备用，测定不同指标时，稀释成不同的匀浆。其余检测方法同上，严格按照试剂盒制造商的说明书进行操作。

ELISA法检测TNF-α和IL-6水平：取出血清后1天，取血清100μL，

450 nm 处测定吸光度，其他根据生产商说明书进行操作，评估血清中的细胞因子水平。

测定胃组织中 TLR4、MyD88、IκB-α 的 WB 分析：取材后 10 天，将胃组织与蛋白磷酸酶抑制剂混合液、PMSF 和 RIPA 裂解缓冲液混合，然后在冰浴下匀浆。静置 30 min，将所有样品在 4 ℃ 下 12000 r/min 离心 15 min。使用 BCA 试剂盒，以牛血清白蛋白作为标准样品测定蛋白质浓度。将上清液加载到 12% 蛋白凝胶上，选用抗 β-肌动蛋白抗体（1∶3000）、IκB-α 抗体（1∶1000）、抗 Toll 样受体（TLR）4 抗体（1∶1000）和抗 MyD88 抗体（1∶1000），并用聚丙烯酰胺凝胶电泳分离，蛋白质被转移到 PVDF 膜上。用 5% 脱脂奶封闭 1 h，在含 0.1%Tween 20 的 Tris 缓冲盐水中洗涤 3 次，然后在 4℃ 下与抗体孵育过夜，用 TBST 缓冲液洗涤后，将膜与二抗在室温下孵育 1 h。使用 ECL 化学发光检测试剂盒对免疫反应性条带成像，并将 Image Lab 4.1（Bio-Rad）用于信号收集和光密度图像分析。

5.2.4　统计分析

采用 SPSS 23.0 软件进行数据分析，计量资料以均数±标准差（Mean±SD）表示，多组间比较采用单因素方差分析，两两比较采用 LSD 检验，$P < 0.05$ 被认为具有统计学意义。

5.3　实验结果

5.3.1　各组大鼠胃组织肉眼形态比较

空白组胃黏膜光滑完整，呈淡粉色；模型组胃黏膜有多处大小不等的出血点，集中于腺胃部，边界清晰，无穿孔发生；阳性药组黏膜光滑，散见出血点；合募配穴组胃黏膜光滑，颜色较淡，散见浅溃疡点，见图 5-1。模型组大鼠 UI 最高，与模型组比较，阳性药组、合募配穴组大鼠 UI 均降低（$P < 0.05$），见图 5-2。

5.3.2　各组大鼠胃黏膜组织形态学比较

空白组大鼠胃黏膜层光滑完整，上皮细胞排列整齐，未见毛细血管扩张

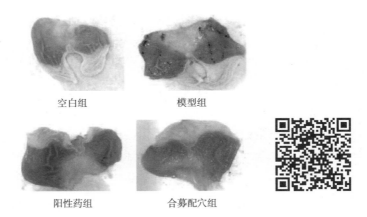

图 5-1　各组大鼠胃溃疡肉眼形态（Mean±SD，9 只/组）

（＊与空白组比较 $P<0.05$；#与模型组比较 $P<0.05$）

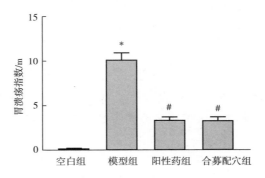

图 5-2　各组大鼠胃溃疡指数（Mean±SD，9 只/组）

充血和炎性细胞浸润；模型组大鼠胃黏膜上皮结构破坏，大量黏膜上皮细胞死亡，更可见细胞核固缩、深染，细胞空泡样变（见图 5-1 模型组）；黏膜结构破坏，腺体排列紊乱，黏膜下血管破裂，视野内可见细胞间隙内存在大量红细胞，炎性细胞浸润；阳性药组胃黏膜轻度缺损，腺体排布整齐，存在少部分炎症浸润，部分壁细胞肿大（见图 5-1 阳性药组），损伤较模型组明显减轻；合募配穴组腺体排列较整齐，受损部位表浅且范围较小，偶见表层小片状脱落上皮，浸润炎细胞较少（见图 5-3 合募配穴组）。从病理组织学检查评分来看，模型组病变积分最高，与空白组比较有显著性差异（$P<0.05$），与模型组比较，阳性药组与合募配穴组病变积分显著降低（$P<0.05$），见图 5-4。

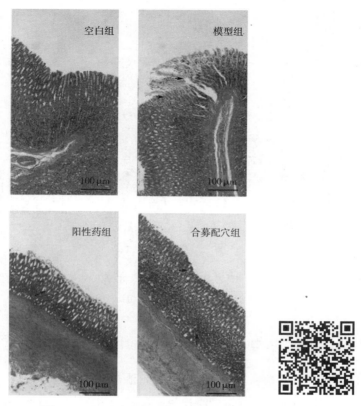

图 5-3　各组胃黏膜组织 HE 染色镜下观察（100 倍）

（∗与空白组比较 P<0.05；#与模型组比较 P<0.05）

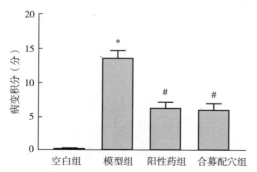

图 5-4　各组胃黏膜病变积分（Mean±SD，3 只/组）

5.3.3　各组大鼠血清中 MDA、MPO、GSH-Px 水平比较

与空白组比较，模型组 MPO、MDA 水平显著升高（P<0.05），GSH-

Px 水平显著降低（$P<0.05$）；与模型组比较，阳性药组 MPO 水平显著降低（$P<0.05$），GSH-Px 水平显著升高（$P<0.05$）；与模型组相比，合募配穴组 MPO 水平显著降低（$P<0.05$），GSH-Px 水平显著升高（$P<0.05$），见图 5-5。

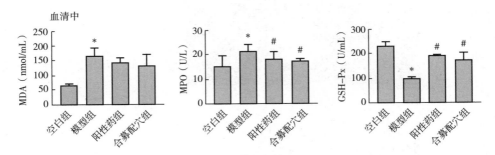

图 5-5　各组大鼠血清中 MDA、MPO、GSH-Px 水平（Mean±SD，9 只/组）

（＊与空白组比较 $P<0.05$；#与模型组比较 $P<0.05$）

5.3.4　各组大鼠胃组织中 MDA、MPO、GSH-Px 水平比较

与空白组比较，模型组 MDA、MPO 水平显著升高（$P<0.05$），GSH-Px 水平显著降低（$P<0.05$）；与模型组比较，阳性药组 MDA、MPO 水平显著降低（$P<0.05$），GSH-Px 水平显著升高（$P<0.05$）；与模型组相比，合募配穴组 MDA、MPO 水平显著降低（$P<0.05$），GSH-Px 水平显著升高（$P<0.05$），见图 5-6。

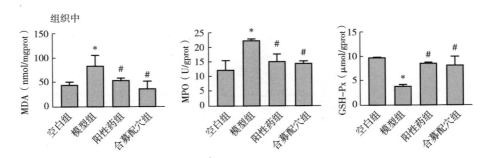

图 5-6　各组大鼠胃组织中 MDA、MPO、GSH-Px 水平（Mean±SD，9 只/组）

（＊与空白组比较 $P<0.05$；#与模型组比较 $P<0.05$）

5.3.5　各组大鼠血清中炎性因子含量比较

与空白组相比，模型组血清中 TNF-α、IL-6 含量显著升高（$P<0.05$）；与模型组相比，阳性药组与合募配穴组血清中 TNF-α、IL-6 含量均显著下降（$P<0.05$）；与阳性药组相比，合募配穴组血清中 TNF-α 含量显著降低（$P<0.05$），见图 5-7。

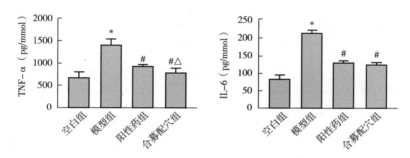

图 5-7　各组大鼠血清炎性因子 TNF-α、IL-6 含量（Mean±SD，9 只/组）

（ * 与空白组比较 $P<0.05$；# 与模型组比较 $P<0.05$；△ 与阳性药组比较 $P<0.05$）

5.3.6　各组大鼠胃组织中 TLR4、MyD88、IκB-α 蛋白表达比较

与空白组比较，模型组胃组织中 TLR4、MyD88 蛋白表达明显增多（$P<0.05$）；IκB-α 蛋白表达明显减少（$P<0.05$）；与模型组比较，阳性药组和合募配穴组 TLR4、MyD88 蛋白表达减少（$P<0.05$）、IκB-α 蛋白表达增多（$P<0.05$），见图 5-8。

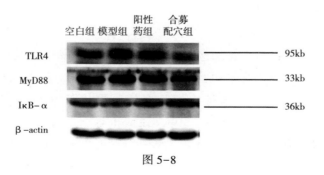

图 5-8

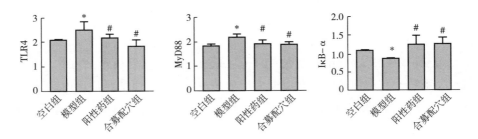

图5-8 各组胃组织 TLR4、MyD88、IκB-α 蛋白表达（Mean±SD，9 只/组）

（＊模型组与空白组比较 $P<0.05$；#阳性药组与模型组比较 $P<0.05$；

#合募配穴组与模型组比较 $P<0.05$）

5.4 小结

针刺合募配穴可以预防 SGU，其疗效与阳性药相当。它的作用机制可能是通过抗氧化、抗炎和抑制 TLR4/MyD88/IκB 信号通路来预防 SGU。

5.5 讨论

合募配穴是把募穴及同名经下合穴相配伍的方法。一者位于下肢，另一者位于胸腹，远近搭配，遥相呼应。古代医家著作中多有论述，比如《杂病穴法歌》《玉龙赋》和《百症赋》等。现代研究表明，合募配穴对脾胃疾病具有特异性的作用。孙艳等研究发现，针刺合募配穴可治疗颅脑创伤后造成的应激性胃黏膜损伤，这可能与减少胃酸分泌，促进血清中 NT 水平的上升，减少 ET-1 的分泌有关。袁星星等研究发现，合募配穴治疗慢性萎缩性胃炎大鼠可能是通过调节血清胃蛋白酶 I（PGI）、胃蛋白酶 I/II 比值（PGR）及胃泌素-17（G-17）的水平而实现胃黏膜的保护作用。从本次实验来看，预针刺合募配穴可能主要调节体内细胞氧化还原状态为主，可能提高 SOD、NO、GSH-Px 水平而降低 MDA、MPO、ET-1 等脂质过氧化炎症介质因子，抑制巨噬细胞细胞膜 TLR1/TLR4 蛋白表达，同时抑制 MyD88 与 TRIF 共同传导的 TLRs 信号通路，从而抑制 NF-κB 信号的转导，减少 TNF-α、IL-6 等促炎性细胞因子的含量，从而保护黏膜（图5-9）。

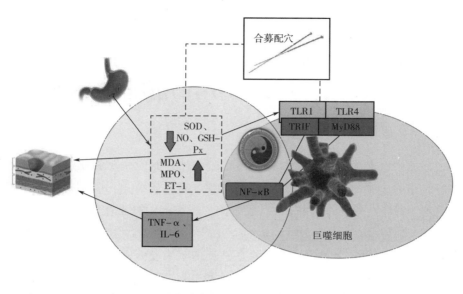

图 5-9　预针刺合募配穴 "调衡防控" 的机制

6 预针刺俞募配穴对应激性胃溃疡模型大鼠胃组织保护作用的机制研究

根据中医理论，背俞穴和腹募穴相配合针刺的应用是临床常用配穴方法之一，中脘穴和胃俞穴点分别属于胃前募点和胃后俞点，阴阳对立，靠近脏腑内脏，背俞穴分布背部和腰部，属于阳，而腹募穴分布在胸部和腹部，属于阴。两者的分布取决于在内脏的解剖位置，特别是腹募穴更靠近内脏，形成腹募穴-内脏-背俞穴之间的关系，并且已经证明中脘穴和胃俞穴的组合在临床实践中对于胃疾病是有效的，可能通过调节胃运动而起作用，与神经-内分泌-免疫网络密切相关，然而，针刺中脘穴和胃俞穴在应激性胃溃疡当中对氧化应激反应的保护机制仍然不清楚，解决这个问题可以为防治应激性胃溃疡提供有价值的线索。

6.1 实验材料

6.1.1 实验动物

清洁级、健康成年雄性大鼠 39 只，体重 180～200g，由辽宁长生生物技术股份有限公司提供，合格证号：SCXK（辽）2015-0001。饲养于长春中医药大学针灸推拿研究所，饲养温度（25±3）℃、湿度（55±5）%，自然节律光照，自由饮水。动物于实验前适应性饲养 7 天，实验项目由长春中医药大学伦理委员会管理和批准。

6.1.2 动物分组及处理

动物分组采用随机数字表法，大鼠适应性饲养 7 天后，先随机抽取 3 只大鼠做预实验，论证模型是否复制成功，剩余 36 只大鼠随机分为空白对照组（A）、模型对照组（B）、奥美拉唑预防组（C）和俞募配穴组（D），实验周期为 10 天。A 组：大鼠常规饲养，不束缚不针刺；B 组：与针刺同一段时间抓取并束缚于木板上，不针刺；C 组（即阳性对照），采用灌胃给药法给予奥美拉唑肠溶胶囊，口服，20 mg/kg/隔日，抓取但不束缚不针刺，共 5 次；D 组：电针胃俞（BL21）穴和中脘（RN12）穴，1 次/隔日，每次 10 min，抓取束缚及针刺，共 5 次。取穴参考《实验针灸学实验指导》，中脘：脐上约 20 mm，肚脐的定位：上腹和下腹皮毛方向的汇聚处；1 寸毫针，直刺 3 mm；胃俞：第 13 胸椎棘突下两旁的肌间中，向内下方斜刺；0.5 寸毫针，斜刺 1 mm。所有针具均选用华佗牌针灸针（针具型号：0.18 mm×25 mm；0.18 mm×18 mm）进行针刺。然后选用华佗牌 SDZ-Ⅴ 型电针仪，以一侧的中脘-胃俞为连续电针连接对穴，取疏密波，2 Hz 频率电源，行电针刺激，强度以大鼠耐受为度。

6.2　实验方法

6.2.1　束缚-水浸法应激性胃溃疡模型制备

末次针刺治疗结束后，根据文献使用束缚水浸法来诱导应激性胃溃疡。除 A 组空白大鼠外，将 B、C、D 组大鼠禁食不禁水 48 h，先用气体动物麻醉机麻醉后捆绑于木板上，直立浸泡于（22±1）℃的恒温水槽中，液面保持在大鼠胸骨剑突水平，水浸应激 3 h 后，取出吹干。

6.2.2　样本采集与胃溃疡指数测定

造模完毕后取材，采用戊巴比妥钠（30 mg/kg，配制浓度 3 mg/mL，1 mL/100 g 体重）腹腔注射麻醉，麻醉起效后，背位固定，腹部去毛，沿腹正中线切开皮肤，分离腹部肌肉等组织，迅速采集血和胃组织，从腹主动脉采血，在室温中放 20 min 后，使用离心机 3000 r/min，离心 10 min，取上清，每 50 μL 分装至 100 μL EP 管中，之后再放入 -20℃ 冰箱中保存直至分析。胃组织用预冰的 0.9% 氯化钠注射液冲洗 3 次以除去体液及血液中一些可能的污染物，用滤纸吸干净多余水分，采用肉眼观察腺胃部的黏膜损伤程度，参照 Guth 标准，由不了解实验的观察者观察，即以局限于胃上皮的糜烂、溃疡、出血灶等的长度累计积分，正常为 0 分，斑点糜烂计 1 分，糜烂长度 <1 mm 计 2 分，1~2 mm 计 3 分，3~4 mm 计 4 分，>4 mm 计 5 分，各分值相加为该动物的损伤指数总分。溃疡发生率=形成溃疡的动物数/实验动物数×100%；溃疡抑制率=（模型组溃疡指数–治疗组溃疡指数）/模型组溃疡指数×100%。其次，将每只胃切成两块，一块放10%福尔马林溶液中固定24 h以上进行组织学检查。其余各个样品放入EP管于液氮中速冻，然后置于–80℃冰箱中保存待测。

6.2.3 血清细胞因子测定

SOD、MDA、GSH-Px、NO、MPO试剂盒购自南京建城生物工程研究所（中国南京）。将采集的血清解冻，离心，SOD采用WST-1法，单位为U/mL，MDA采用TBA法，单位为nmol/mL，GSH-Px、NO、MPO采用比色法，单位为U、μmol/L、U/L。检测操作按试剂盒说明书进行操作。

6.2.4 组织细胞因子测定

胃组织中准确称重并匀浆，离心取上清液，上清液中的蛋白质浓度用BCA试剂盒测定。使用南京建成生物工程研究所试剂盒（与测量血清细胞因子相同）测量上清液中的SOD、MDA、GSH-Px、MPO。结果表示为SOD：U/mgprot，MDA：nmol/mprot，GSH-Px：μmol/gprot，MPO：U/gprot。蛋白质浓度测试及样本检测在同一批板中完成，其他与血清细胞因子测定相同。

6.2.5 ELISA实验评估

将采集的血清解冻、离心，将每个样品的上清液转移到新的和标记的离心管中。各组标本同批检测。均采用ELISA法［Thermo，赛默飞世尔（中国）有限公司］检测血清中TNF-α、IL-1β、IL-6的浓度。操作严格按说明书进行。

6.2.6 组织学观察

将泡在10%福尔马林溶液中的胃组织取出，沿溃疡周围切下1 cm×1 cm胃组织，若无溃疡，则在相同部位即胃小弯角切迹下方约5 mm处切取同样大小的胃组织。将胃组织迅速浸入4%多聚甲醛中固定2 h。对该部分胃组织进行常规石蜡包埋，切取4 μm的切片，并用苏木精和曙红（H&E）染色，显微镜下观察病理损伤情况。评分方法参考急性胃黏膜损伤镜下评分标准：以充血、出血、黏膜细胞变性坏死在整个黏膜上皮层的累及程度分为5级，充血权重为 1，出血权重为 2，上皮细胞变性坏死权重为 3，见表 1-1。

6.2.7　免疫印迹实验

取冻存组织，将胃组织样本低温研磨，加入 RIPA 裂解液，提取胃组织蛋白，经 BCA 试剂盒（碧云天）测定蛋白含量后，进行十二烷基硫酸钠-聚丙烯酰胺凝胶（SDS-PAGE）电泳，转膜后，5% 脱脂奶粉 37℃ 封闭 1 h。分别加入一抗 ［β-ation 抗体：1∶3000（Servicebio）；TLR4 抗体：1∶1000（Servicebio）；MYD88 抗体：1∶1000；（Bioss）NF-κB p65 抗体：1∶1000（Servicebio）］；4℃ 摇床过夜，洗膜 3 次，加入 HRP 标记的山羊抗兔抗体（二抗），将 PVDF 膜于室温下振荡温育 2 h，室温放置 1 min。洗膜 3 次，用化学底物进行化学发光（ECL），暗室曝光显影，显影后，用 Bio-Rad 全自动凝胶成像系统成像保存，结果用 Image J 图像分析软件分析灰度，目的蛋白灰度值除以内参灰度值以校正误差，将算得样品目的蛋白相对含量进行统计分析。

6.2.8　统计分析

所有结果均表示为 Mean±SD，数据用 SPSS 23.0（SPSS Inc., USA）进行评估。计量资料使用非参数检验，多组间进行单因素方差分析，先观察方差齐性，方差齐使用 LSD 检验，方差不齐使用 TamhaneT2 检验，阳性药组及俞募配穴组进行独立 T 检验，等级资料选用卡方检验，$P<0.05$ 被认为具有统计学意义。

6.3　实验结果

6.3.1　俞募配穴对大鼠模型胃黏膜肉眼观及溃疡指数变化

如图 6-1 所示，空白组大鼠的胃黏膜完整光滑，呈淡粉色。组织病理学结果表明，模型组胃黏膜相对充血，不光滑，有许多大小不等的出血点，集中在腺体内，边界清晰，无穿孔。该结果表明，用 RWIS 治疗诱导了显著的胃黏膜损伤，在大鼠中引起明显的溃疡性损伤；奥美拉唑组胃黏膜光滑，出血点分散；俞募配穴组胃黏膜光滑，颜色较其他组浅，偶见火山口样溃疡。这一结果表明，与模型组相比，俞募配穴电针预处理显著减少了损伤的数量和范围。此外，俞募配穴电针显示出与奥美拉唑相似的作用。

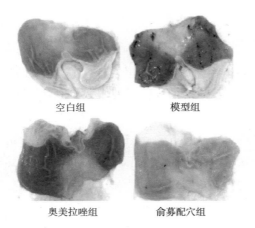

空白组　　　　　　模型组

奥美拉唑组　　　　俞募配穴组

图 6-1　各组胃溃疡肉眼观比较

6.3.2　俞募配穴降低胃的 UI 指数情况

RWIS 胃溃疡造模成功率为 100%。模型组的 UI 最高，与空白组相比有统计学意义（表 6-1）；奥美拉唑组和俞募配穴组的 UI 均低于模型组。此外，俞募配穴组和奥美拉唑组之间的 UI 或溃疡抑制率没有显著差异，表明俞募配穴电针预处理降低了 UI，并且针灸具有与奥美拉唑相同的效果（表 6-1）。

表 6-1　各组的溃疡指数和溃疡抑制率

分组	溃疡指数/mm^2	溃疡抑制率/%
空白组	—	—
模型组	10.17±1.77[a]	—
奥美拉唑组	3.33±0.75[b]	67.21
俞募配穴组	4.33±0.75[c]	57.38

注　a 模型组与空白组相比有显著性差异（$P<0.05$）；b 奥美拉唑组与模型组比较（$P<0.05$）；c 俞募配穴组与模型组比较差异有统计学意义（$P<0.05$）。

6.3.3　俞募配穴对模型大鼠组织形态学的影响

组织病理学结果如图 6-2 所示。空白组胃黏膜光滑完整，上皮细胞排列整齐，无毛细血管淤血或炎性细胞浸润。模型组黏膜上皮结构被破坏，有大量死亡的黏膜上皮细胞。我们还观察到细胞核收缩和深度染色、脱髓鞘加重、腺体排列紊乱、黏膜下血管破裂。细胞间隙中可见大量红细胞，并有炎性细胞浸润。与模型组相比，奥美拉唑组黏膜及黏膜下层变薄、腺体排列整齐，但腺腔略大，有少量炎性细胞浸润。俞募配穴组胃黏膜表面损伤相对较轻，有不同程度的修复和增生。我们还观察到奥美拉唑组和俞募配穴组上皮细胞脱落，与模型组相比炎症细胞浸润较少。有趣的是，针刺前治疗通过减少充血和组织炎症成功地改善了病理学特征，从而降低了病理学评分。

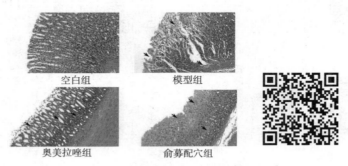

图 6-2　各组胃黏膜组织 HE 染色镜下观察（200 倍）

组织病理学检查评分（图 6-3）显示，模型组病变评分最高，与空白组相比差异显著。奥美拉唑组和俞募配穴组的损伤评分均显著低于模型组。

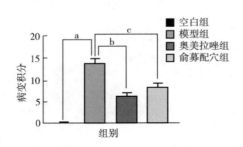

图 6-3　各组的组织病理学损伤评分

[a 模型组与空白组相比有显著性差异（$P<0.05$）；b 奥美拉唑组与模型组比较（$P<0.05$）；
c 俞募配穴组与模型组比较差异有统计学意义（$P<0.05$）]

6.3.4　俞募配穴降低血清和胃组织中过氧化物的水平

与空白组相比，其他三组的血清和胃组织中的 MDA 活性增加，表明由应激性溃疡诱导引起的氧化损伤是明显的（图6-4）。与模型组相比，俞募配穴组和奥美拉唑组血清和胃组织中的 MDA 活性降低，其中胃组织中的降低更为明显。同时，GSH-Px 和 NO 水平显著升高。俞募配穴组 GSH-PX 含量低于奥美拉唑组，但 NO 含量无显著差异。

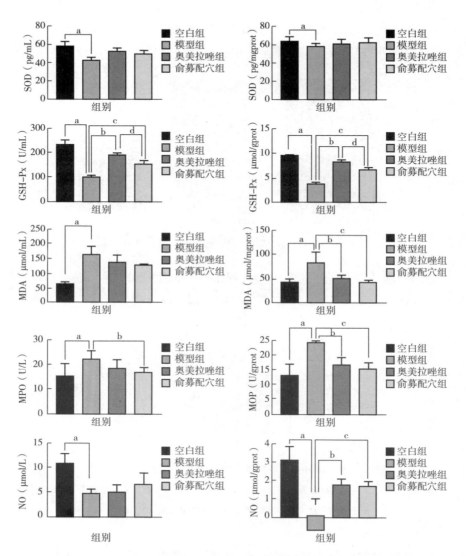

图6-4　各组血清（左图）和胃组织（右图）中5种氧化应激指标的水平（Mean±SD）
[a 模型组与空白组相比有显著性差异（$P<0.05$）；b 奥美拉唑组与模型组比较（$P<0.05$）；c 俞募配穴组与模型组比较差异；d 俞募配穴组与奥美拉唑组比较差异有统计学意义（$P<0.05$）]

与空白组相比，模型组 MPO 含量明显升高。与模型组相比，俞募配穴组血清和胃组织中 MPO 含量显著降低，而奥美拉唑组仅胃组织中 MPO 含量显著降低。相反，奥美拉唑组和俞募配穴组的血清和胃组织中的 SOD 水平呈上升趋势。结果表明，俞募配穴电针和奥美拉唑对应激性溃疡的氧化损伤有明显的抑制作用，且作用是特异性的。

6.3.5　俞募配穴可降低血清炎症因子的表达

如图 6-5 所示，与空白组相比，三个诱导应激性溃疡组的血清中 IL-6 和 TNF-α 的表达增加，表明胃黏膜损伤过程中发生了炎症因子的过度表达。然而，与模型组相比，俞募配穴组和奥美拉唑组血清中 IL-6 和 TNF-α 的表达明显降低，提示俞募配穴和奥美拉唑可降低血清中相关炎症因子的表达。与奥美拉唑组相比，俞募配穴组 TNF-α 的表达也明显减少，进一步表明俞募配穴电针预处理对应激性溃疡诱导的炎症反应有明显的抑制作用。

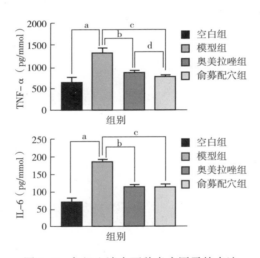

图 6-5　各组血清中两种炎症因子的表达

[a 模型组与空白组相比有显著性差异（$P<0.05$）；b 奥美拉唑组与模型组比较（$P<0.05$）；
c 俞募配穴组与模型组比较差异有统计学意义（$P<0.05$）]

6.3.6　俞募配穴对 TLR4、MyD88 和 NF-κB p65 蛋白表达的抑制作用

俞募配穴电针对 TLR4、MyD88 和 NF-κB p65 蛋白表达的抑制作用。与模型组相比，奥美拉唑组和俞募配穴组的这些蛋白表达减少；与奥美拉唑组相比，

俞募配穴组 TLR4 和 MyD88 的表达明显减少，表明俞募配穴对应激性溃疡的预防作用可能是通过抑制 TLR4/NF-κB 信号通路而发挥的（图 6-6、表 6-2）。

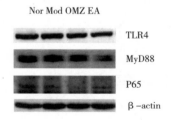

图 6-6　各组胃组织中 TLR4、MyD88、NF-κB 蛋白表达

（Nor：空白组；Mod：模型组；OMZ：奥美拉唑组；EA：俞募配穴组）

表 6-2　各组胃组织中 TLR4、MyD88 和 NF-κB（P65）的蛋白表达

Group	TLR4	MyD88	NF-κB（P65）
空白组	0.75±0.20	0.64±0.24	0.66±0.06
模型组	1.30±0.30[a]	1.19±0.22[a]	1.20±0.03[a]
奥美拉唑组	0.88±0.19[b]	0.86±0.19[b]	0.77±0.06[b]
俞募配穴组	0.68±0.29[c,d]	0.77±0.21[c,d]	0.76±0.06[c]

注　a 模型组与空白组相比有显著性差异（$P<0.05$）；b 奥美拉唑组与模型组比较（$P<0.05$）；c 俞募配穴组与模型组比较差异有统计学意义（$P<0.05$）；d 俞募配穴组与奥美拉唑组比较差异有统计学意义（$P<0.05$）。

6.4　小结

我们证实了电针俞募配穴预处理对 RWIS 诱发大鼠应激性胃溃疡的保护作用。TLRs/NF-κB 信号通路的变化揭示了针灸和奥美拉唑通过涉及抗氧化和抗炎的机制发挥作用。针刺是临床上治疗胃溃疡的常用方法，我们的研究结果为针刺预防胃溃疡提供了科学依据。

6.5　讨论

6.5.1　研究结果

这项研究表明，俞募配穴电针预防大鼠应激性溃疡的效果与奥美拉唑治疗相当。俞募配穴电针和奥美拉唑可能通过联合抗氧化和抗炎作用，并通过抑制 TLR4/MyD88/NF-κB 信号通路来预防应激性溃疡。目前对于应激性溃疡还没有满意的治疗方法，建议进行应激性溃疡预防，最常用的是质子泵抑制剂（PPIs）和 II 型组胺受体拮抗剂。然而，使用 PPIs 可能会增加医院获得性肺炎、艰难梭菌感染和心血管事件的概率。

针灸是一种对环境影响最小的安全治疗方法。电针已被证明可以缓解多种应激诱导的疾病，包括胃节律不规则、排便异常、胃排空延迟和抗焦虑样行为效应。

研究描述了针刺对胃黏膜组织的多重保护机制，包括增强胃黏膜屏障、调节胃酸分泌和胃肠激素、改善胃黏膜血流、增强对自由基诱发病变的拮抗作用。

越来越多的证据表明，活性氧在应激性溃疡的形成中起着至关重要的作用。ROS 可能导致直接组织损伤或诱导下游信号通路介导炎症损伤。

以前的报道表明 MDA 是脂质过氧化的主要产物，也是氧化应激的生物标志物。MPO 是中性粒细胞中表达的一种重要的过氧化物酶，MPO 不仅可以作为中性粒细胞数量的定量指标（作为中性粒细胞浸润的反映），还可以作为炎症损伤程度的定量反映。NO 与胃肠黏膜损伤和防御有关，NO 支持胃肠黏膜的健康功能，并对细胞具有保护作用。SOD 是对抗 ROS 的主要抗氧化剂，能有效防止胃肠黏膜损伤，GSH-Px 进一步降解 SOD 歧化产生的 H_2O_2。与空白组大鼠相比，本研究中在模型大鼠中诱导的应激性溃疡显著增加了 MDA 和 MPO，并显著降低了 SOD、GSH-Px 和 NO。这些结果表明，当发生应激性溃疡时，氧化物质增加，而能够减少胃组织损伤的抗氧化物质减少。进行奥美拉唑或俞募配穴预处理后，奥美拉唑组和俞募配穴组 SOD、NO、GSH-Px 明显升高；奥美拉唑组 GSH-Px 明显高于俞募配穴组。MDA 和 MPO 降低，尤其是胃组织，俞募配穴组血清 MPO 明显低于模型组。以前的研究还发现，ROS 的产生和内源性抗氧化活性之间的不平衡会导致氧化应激，溃疡组织中的 ROS 可能来源于炎性细胞的浸润。超氧化物自由基阴离子由中性粒细胞与脂质反应产生，最终导致脂质过氧化物的产生。

我们的实验表明，RWIS 对大鼠胃溃疡的预防作用主要是通过增加谷胱甘肽过氧化物酶和降低 MPO 和丙二醛来实现的。因此，俞募配穴预防大鼠胃溃疡的作用机制似乎是减少中性粒细胞浸润和防止脂质过氧化。俞募配穴组的这种保护性治疗作用强于奥美拉唑组。

炎症是导致胃溃疡损伤中 ROS 产生增加的另一个关键机制。众所周知，胃溃疡是黏膜充血引起组织坏死的结果，组织坏死和趋化因子释放吸引免疫细胞，吞噬坏死组织，释放促炎细胞因子如 TNF-α 和 IL-6，从而激活局部内皮细胞和上皮细胞。

研究表明，针灸可以降低血清中 TNF-α 和 IL-6 的水平，以及抑制细胞内炎症反应的程度。我们的研究结果显示，与空白组相比，模型组中的 IL-6 和 TNF-α 水平显著地显著升高，表明应激性溃疡增加了促炎细胞的浸润。奥美拉唑预处理组和俞募配穴电针预处理组大鼠血清 IL-6 和 TNF-α 水平明显低于模型组，俞募配穴组较奥美拉唑组进一步降低（$P < 0.05$）。这一观察表明，俞募配穴电针预处理可以通过减少炎性细胞的浸润和最小化包括 IL-6 和 TNF-α 在内的促炎细胞因子的分泌来抑制炎症和保护胃组织。

NF-κB 是调节炎症的主要转录因子，由 NF-κB 驱动的促炎因子产生一个强有力的信号，调节参与炎症的免疫细胞。在 TLR4/MyD88 途径中，NF-κB 是一种重要的下游信号分子，MyD88 是 TLR 家族中第一个被鉴定的成员，被除 TLR3 以外的所有 TLR 用作衔接子，它激活 NF-κB 以诱导炎症细胞因子。TLR4/MyD88/NF-κB 通路与免疫反应有关，其激活是各种疾病发展的关键。当信号从 TLR4 转移到 MyD88 时，随着 IRAK4 和 TRAF6 的不断募集，IKK 复合体将被激活，导致蛋白酶体破坏 IκB。接下来，NF-κB p65 亚单位被允许转移到细胞核中，并促进促炎细胞因子（如 TNF-α 和 IL-6）的产生。最近的研究表明，氧化应激和感染应激可以共享相同的 TLR 信号通路。因此，应激性胃溃疡的发病机制可能涉及 TLR4/MyD88/NF-κB 信号转导通路。研究报告称，针灸通过抑制 TLR4/NF-κB 信号通路在脑缺血再灌注损伤大鼠中发挥抗炎作用。我们的研究表明，TLR4、NF-κB 和 MyD88 的表达在模型组中被 RWIS 显著升高，而在俞募配穴预处理后显著降低，表明预防性俞募配穴针刺可以抑制应激性溃疡诱导的 TLR4/NF-κB 信号通路的激活。

6.5.2 预针刺俞募配穴对胃黏膜的"调衡防控"机制

俞募配穴是经典的前后配穴法，临床上广泛用于治疗脏腑疾病。胃俞穴被认为可以健脾胃、消积滞，中脘穴可助运化，二穴相配具有补益胃气，健脾运化的功效。蔡荣林等研究表明，脊神经节神经元汇聚是俞募配穴刺激效应具有协同作用的重要形态学基础，胃俞募配穴针刺引起后扣带回–小脑后叶、后扣带回–前扣带回功能连接变化与胃运动变化呈正相关。此功能连接改变参与了胃俞募配穴针刺对胃运动的调节机制，从而保护胃黏膜。还有研究表明，俞募配穴可以对杏仁核边缘系统起作用而发挥情绪调节的作用，研究还发现胃俞募配穴针刺功能性消化不良患者的胃部感觉矩阵及边缘系统，这可能是通过脑区的调控而实现胃黏膜的保护。同时，针刺胃俞募穴能有效提高 2 型糖尿病胃轻瘫患者血浆 Ghrelin 水平，且针刺发挥了主导作用。俞募配穴还可治疗顽固性呃逆，这也与调节胃运动有密切的关系。

我们的实验表明，预针刺俞募配穴可能以调节炎症细胞因子为主，通过降低 MDA、MPO、ET-1 等脂质过氧化炎症介质因子，而抑制中性粒细胞膜 TLR4/TLR4 蛋白表达。在信号通路上，以抑制 TRIF 为主和 MyD88 共同传导的 TLRs 信号通路，从而抑制 NF-κB 信号的转导，减少 TNF-α、IL-6、IL-1β 等促炎性细胞因子的含量，减轻细胞对外界刺激的反应，从而保护黏膜组织（图 6-7）。

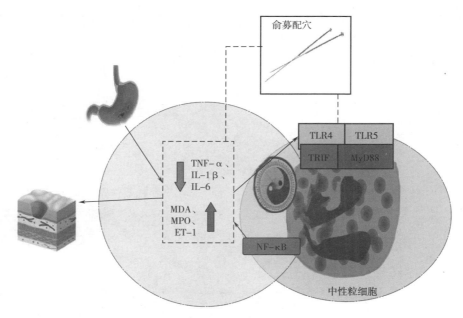

图 6-7　预针刺俞募配穴"调衡防控"的机制

第4部分　腹部推拿对应激性胃溃疡的保护作用研究

这部分主要阐述腹部推拿预治疗对应激性胃溃疡的保护作用，以期为腹部推拿治疗胃腑病提供研究基础。

7 腹部推拿对应激性胃溃疡的保护作用研究

7.1 实验材料

7.1.1 实验动物及分组

雄性 SPF 级 Wistar 大鼠 33 只，由辽宁长生生物技术有限公司提供，生产许可证号：SCXK（辽）2020-0001。大鼠在长春中医药大学动物中心喂养，自然照明，室温为（25±3）℃，相对湿度为（55±5）%，动物自由摄食、饮水。整个实验程序按照本校动物伦理委员会的要求进行，并同时遵循 2006 年由中华人民共和国科技部颁布的《关于善待实验动物的指导性意见》。经过 1 周适应性喂养，先随机挑选出 3 只大鼠用于预实验，以此论证模型是否复制成功，后将剩余动物采用随机数字表法分为空白组、模型组、腹部推拿组，每组 10 只。

7.1.2 主要仪器及试剂

7.1.2.1 主要仪器

同 1.1.2。

7.1.2.2 主要试剂

同 1.1.2。

7.2 实验方法

7.2.1 实验动物分组及干预方法

空白组：常规喂养大鼠，无任何处置。

模型组：适应性喂养 7 天后，将大鼠抓取置于小动物麻醉机中，使用异氟烷进行麻醉，隔日 1 次，每次 10 min，共 5 次，第 10 天采用水浸束缚法（WIRS）进行造模。

腹部推拿组：适应性喂养 7 天后，以中脘穴为中心用电动剃刀，剃出 4 cm×3 cm 的区域作为腹部按摩区，向上到鸠尾穴，下至关元穴，左右至双侧带脉穴。每日对准剃除毛的部位，采用按摩棒（YK-v8s）振法（140 次/min）进行按摩，隔日按摩 1 次，共 10 min，共干预 5 次。第 10 天采用 WIRS 进行造模。

7.2.2　造模方法

参照文献的方法，进行本实验。具体方法是随机选取 3 只大鼠进行预实验，验证造模成功与否，主要是肉眼观察胃溃疡指数（UI），结果表明预实验大鼠的胃组织均出现明显的溃疡、糜烂、出血等现象，造模成功率为 100%。后进行正式实验，即在实验的第 8 天开始，模型组、腹部推拿组，禁食不禁水，第 10 天各组推拿治疗结束后，将模型组、腹部推拿组这 2 组大鼠采用 WIRS 进行造模，空白组大鼠不予处理。具体造模方法是将 2 组大鼠捆绑在木板上，直立浸泡于恒温水槽 [（22±1）℃] 中 3h，保持液面始终在大鼠的胸骨剑突水平。

7.2.3　统计分析

采用 SPSS 23.0 软件进行数据分析，计量资料以均数±标准差（$\bar{x} \pm s$）表示，多组间比较采用单因素方差分析，两两比较采用 LSD 检验，以 $P < 0.05$ 为有统计学意义，$P < 0.001$ 为显著差异，$P < 0.0001$ 为非常显著差异。

7.3　实验结果

7.3.1　腹部推拿对预防 SGU 各组大鼠胃组织损伤有作用

肉眼观空白组大鼠胃黏膜皱襞清晰，颜色粉嫩，表面光滑透亮；模型组大鼠胃组织表面疏松，颜色暗沉，出现较多糜烂、出血点及溃疡点，腹部推拿组胃黏膜颜色较淡，表面相对清亮光滑，溃疡点较浅，集中于胃腺部。模型组与空白组比较，溃疡指数（UI）显著上升（$P < 0.0001$）；腹部推拿组与模型组比较，UI 显著下降（$P < 0.0001$）（图 7-1）。

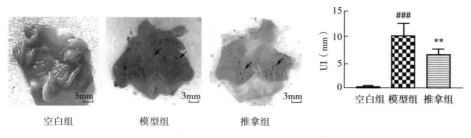

图 7-1　各组大鼠胃溃疡肉眼形态及 UI 比较（单位 mm，$\bar{x} \pm s$，6 只/组）

（###与空白组比较，$P<0.0001$；** 与模型组比较，$P<0.001$）

　　显微镜下空白组大鼠胃组织上皮细胞排列整齐，胃黏膜完好，模型组大鼠胃组织上皮细胞变薄，细胞层大面积坏死，并且有渗出物，胃组织有明显的炎症细胞浸润；腹部推拿组胃黏膜缺损较模型组轻，仅发生在黏膜表层，可见到炎症细胞浸润在上皮细胞中。与空白组比较，模型组病变积分升高（$P<0.0001$）；与模型组比较，腹部推拿组病变积分显著降低（$P<0.0001$）（图 7-2）。

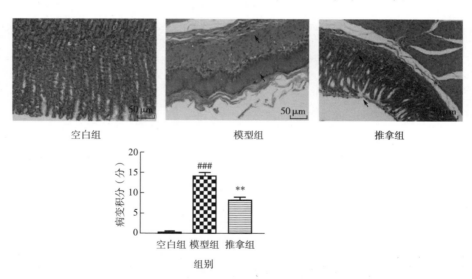

图 7-2　各组大鼠胃组织形态及病变积分比较（单位：分，$\bar{x} \pm s$，6 只/组）

（###与空白组比较，$P<0.0001$；** 与模型组比较，$P<0.0001$）

7.3.2　腹部推拿预防 SGU 胃组织损伤可能通过调节"氧化-抗氧化"平衡

　　我们的研究表明，受到水浸束缚应激时，血清内 MDA、LDH，胃组织内

MPO、NO 明显升高，表明受到应激时细胞损伤比较严重，而且引起脂质过氧化和中性粒细胞渗出的炎症反应，这时 NO 作为毒性物质在胃组织不能维持血流量，而加速氧化应激而引起细胞坏死，平滑肌痉挛出现疼痛。腹部推拿组与模型组比较，MDA、LDH、胃组织内 MPO、NO 明显下降，这表明腹部推拿的预治疗可显著改善炎症氧化应激而引起的细胞损伤，并降低 NO 的毒性作用。但我们观察血清内 NO、ET-1 活性，发现水浸束缚后 NO 明显降低，腹部推拿治疗后可提高 ET-1、NO 活性，这表明在血清中，大鼠受到应激刺激后 NO、ET-1 活性减少，出现血管收缩降低、内皮细胞受损等现象，腹部推拿治疗后 NO、ET-1 活性显著提高，可有效改善细胞受损及正常血管的疏缩。这也表明 NO 在不同的情况下显示出不同的作用（图 7-3）。NO 是缺血再灌注损伤期间引起组织损伤的主要介质，NO 在缺血/再灌注损伤中的作用仍存在争议，因为 NO 既显示细胞保护作用，又显示细胞毒性作用。研究表明，NO 参与维持胃黏膜血流量，是通过调节胃酸和胃黏液的分泌起作用，而且 NO 作为一种神经递质，在胃肠内神经系统中可以抑制胃肠平滑肌的运动（图 7-4）。

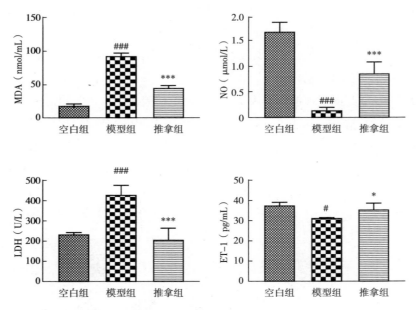

图 7-3　各组大鼠血清中 MDA、NO、LDH、ET-1 水平（$\bar{x} \pm s$，6 只/组）

（*** 与模型组比较，$P<0.0001$；* 与模型组比较，$P<0.05$；### 与空白组比较，$P<0.0001$；# 与空白组比较，$P<0.05$）

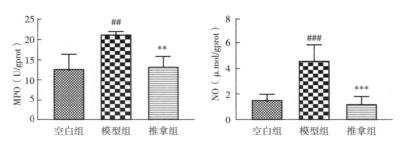

图 7-4　各组大鼠胃组织中 MPO、NO 水平（$\bar{x} \pm s$，6 只/组）

（## 与空白组比较，$P<0.01$；### 与空白组比较，$P<0.0001$；** 与模型组比较，

$P<0.001$；*** 与空白组比较，$P<0.0001$）

　　溃疡组织中 ROS 的产生可能源自炎性细胞浸润，因此炎症可能是导致溃疡性损伤组织中 ROS 产生的另一个关键机制。炎症因子 IL-1 包括 IL-1α、IL-1β 两种结构，多由单核-巨噬细胞、树突状细胞分泌产生的细胞调节因子，其功能是时时诱导其他细胞合成大量 IL-2、IL-6 和 IL-8 等，提高单核-巨噬细胞和 NK 细胞活性。IL-1β 是由单核-巨噬细胞分泌的细胞调节因子，研究报道它可能与自身免疫性疾病有关。IL-2 是 T 淋巴细胞反应的重要因子，也是在应激状态下分泌的一种糖蛋白，主要由 T 细胞合成产生，可调控 IL-1β、IL-6 等的相关因子，可参与免疫应答，调节淋巴细胞等平衡，研究表明，IL-2 可刺激淋巴细胞生长增殖，可以使巨噬细胞、NK 细胞的细胞毒活性增强，也有文献表明 IL-2 与原发性抑郁直接相关。我们的研究表明，推拿组对大鼠应激性胃溃疡胃组织保护作用可能是通过降低 IL-1β、IL-2 含量而发挥作用，这可能与推拿可促进 T 细胞增生分化和 B 细胞分泌抗体，增强 NK 细胞和 CTL 的杀伤力，还可与其他细胞因子如 IFN-γ、TNF 等一起发挥免疫功能有关。这也与振腹环揉腹部推拿法通过降低 IL-2、IL-6 水平，起到理气和中、疏通经络、补益气血、健脾养心、安神定志的功效，有效改善患者睡眠质量的报道相似（图 7-5）。

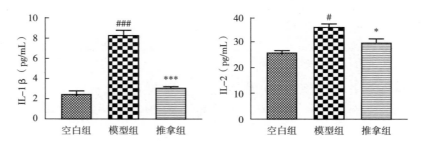

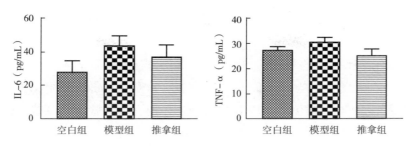

图 7-5　各组大鼠血清中炎症因子的含量（$\bar{x} \pm s$，6 只/组）

（### 与空白组比较，$P<0.0001$；# 与空白组比较，$P<0.05$；

*** 与模型组比较，$P<0.0001$；* 与模型组比较，$P<0.05$）

7.4　讨论

中医自古强调治神的重要性。神是人体生命活动正常运行的根本。"上古之人，其知道者，法于阴阳，和于术数，食饮有节，起居有常，不妄作劳，故能形与神俱，而尽终其天年，度百岁乃去。"这是最好的养生方法。"精神内守，病安从来"，也说明神在保持健康中很重要的地位，只有"形与神俱"机体才会保持内外平衡，才能不得病。但随着社会的发展，有来自身体外部的（比如大到生活压力、工作压力，小到交通堵塞、被狗袭击等），也可以是来自身体内部的（比如肌肉紧张、导致肠道持续炎症的饮食习惯等），导致失去心理的平衡，焦虑、抑郁症状人数逐年上升。"调神"在治疗疾病中逐渐占有重要的地位，在"治未病"的过程中，也要注意"调神"而达到"形与神俱"的目的。推拿作为"最接近人类本能的医疗"，本就具有治愈伤痛、抚慰身心的作用。推拿"调神"的内涵可能包含以下这几个方面的内容。

7.4.1　"经络联系至心脑"是腹部推拿起到"调神"作用的前提

腹部与十二经脉及奇经八脉有着密切的关系，阴经交汇于胸腹部，与心脑部有着直接与间接的联系。其中手太阴肺经"起于中焦"，足太阴脾经"注心中"，手少阴心经连系于"目系"，足厥阴肝经"与督脉会于巅"，手厥阴心包经"起于胸中"，足少阴肾经"其支者：从肺出，络心，注胸中"，又阳经与阴经属表里关系，手三阳经从手走到头，足三阳经从足走到头，与心脑直接联系；奇经八脉中的任脉"上颐循面入目"、督脉"行脊里，入络脑"、冲脉起于小腹"散入胸中"、阴维脉起于小腹内侧与足厥阴肝经相合、阳维脉"与督脉会"、阳跷脉循行侧腹"向上交会于眼"、带脉绕腹一圈，约束八脉，也与心脑有着密不可分的关系。因此用推拿的方法对腹部施术，可起到调节十二经脉气血，促进脏腑气机的滋生与恢复，以疏通经脉，畅中调神，即达到健脾胃、旺气血、实五脏、安心神的治疗作用。这与脑肠肽维持中枢与胃肠道的运动平衡的道理相像。

7.4.2 "调理脏腑"是腹部推拿起到"调神"的基础

腹部为五脏六腑之宫城，肝、胆、脾、胃、肾、膀胱、大肠、小肠均在腹部，与心肺因经脉所联系，五脏各司其职，维持着机体的功能，故谓五脏都有"神"。研究表明，通过腹部按摩法刺激脾、胃、大肠、小肠、膀胱等脏器的体表投影区，以调节相应脏器，起到调神的目的。比如对胃腑募穴中脘穴的操作，能够起到培元和胃，辅以健脾养心、通达气血、安神定志的目的。

7.4.3 腹部推拿可通过"畅通气机"而达到"调神"的目的

研究表明，通过"调畅气机"以调和脏腑阴阳平衡，是腹部推拿治疗情志疾病的显著特色与优势。通过按腹、揉腹、运腹、推腹等手法操作调节脾胃功能，以实现对气机升降出入之枢机的调节，继而对其他脏腑气机功能发挥调节作用，共同以调气为要，畅通气机、通达气血、安神定志。腹部推拿"调神"的另一大特色是"畅通三焦"，强调先调中焦以助脾胃之运化，再开下焦以助水液之代谢，最后宣通上焦以布散水谷之精气，通和上下，分理阴阳。

综上所述，缓和、轻微、有节律、较长时间的连续刺激有兴奋周围神经的作用，但对中枢神经有抑制作用。急速、较重、快节奏、短时间的刺激可兴奋中枢神经、抑制周围神经。当中枢神经处于抑制状态时，副交感神经则处于兴奋状态，使平滑肌张力增高，胃肠的运动加强，而中枢处于兴奋状态时，交感神经也处于兴奋状态。在推拿治疗中，常利用这些生理特性，针对不同疾病的不同病理变化，采取相应的手法力度、强度、节奏度来治疗疾病，或调整情绪。研究表明，有规律有节奏的腹部推拿善于调理胃肠疾患，$50 \sim 100$ 次/min 可以改善胃黏膜损伤，$101 \sim 150$ 次/min 可以保护十二指肠，$151 \sim 200$ 次/min 可以改善回肠。

　　进一步研究表明，推拿在腹部的操作，可通过指力渗透按摩作用，增进胃肠壁内微血管及淋巴的功能，使这些消化器官的分泌腺分泌较多的消化液，以加强对食物的消化分解和已消化食物的吸收。通过轻柔缓和的力度对腹肌和大网膜的刺激，可缓解肠腔的痉挛，减轻内脏的反射痛和牵引痛，有效减轻胃溃疡的反酸、嗳气、疼痛等症状。分子生物学研究表明，腹部推拿干预后胃黏膜损伤程度均有明显改善，证明了腹部推拿可以促进胃黏膜损伤的修复，其机理可能是腹部推拿后 TNF-α 和 IL-6 分泌量均有所降低，同时 EGF 明显升高，初步表明腹部推拿促进胃黏膜修复的作用机制可能是通过调节细胞的增殖与分化有关。

参考文献

［1］科学技术部．关于发布《关于善待实验动物的指导性意见》的通知［J］.
畜牧兽医科技信息，2007（4）：35-36.

［2］郭义．实验针灸学实验指导［M］.北京：中国中医药出版社，2019：136.

［3］SUN H，LI R，XU S，et al. Hypothalamic Astrocytes Respond to Gastric Mu-
cosal Damage Induced by Restraint Water-Immersion Stress in Rat［J］. Front
Behav Neurosci，2016，10：210.

［4］GUTH P H，AURES D，PAULSEN G. Topical aspirin plus HCl gastric lesions
in the rat. Cytoprotective effect of prostaglandin，cimetidine，and probanthine
［J］. Gastroenterology，1979，76（1）：88-93.

［5］邓雪，任路，李静，等．电针"肝俞"穴对抑郁型胃溃疡大鼠胃窦黏膜、
下丘脑组织 P 物质和海马 5-羟色胺的影响［J］.针刺研究，2014，39
（2）：124-129.

［6］DINIZ P B，RIBEIRO A R，ESTEVAM C S，et al. Possible mechanisms of
action of Caesalpinia pyramidalis against ethanol-induced gastric damage［J］.
J Ethnopharmacol，2015，168：79-86.

［7］张声生，王垂杰，李玉锋，等．消化性溃疡中医诊疗专家共识意见
（2017）［J］.中华中医药杂志，2017，32（9）：4089-4093.

［8］李慧吉，武成，张世林，等．心身Ⅰ号抗应激性溃疡的实验研究［J］.
中医杂志，1997（10）：580，623-625.

［9］石民杰，李卫晖，李凌江．精神应激所致胃溃疡的生物学机制［J］.国
际精神病学杂志，2006，33（2）：119-121.

［10］张克庄．岳美中讲"消化性溃疡病"［J］.首都医药，2001（11）：60-61.

［11］孙雪峰．红细胞免疫、细胞免疫与胃溃疡患者 Hp 感染的关系［J］.实
用临床医药杂志，2017，21（3）：42-44.

［12］柴华．黄连温胆汤治疗胃溃疡湿热证 TXB2、PGE2、VEGF、bFGF 表

达的实验研究和临床证候疗效的观察［D］. 成都：成都中医药大学，2014.

［13］张磊. 黄连温胆汤治疗脾胃湿热型幽门螺杆菌阳性浅表性胃炎的疗效观察［J］. 内蒙古中医药，2020，39（10）：8-10.

［14］姬同超. 通络和胃法治疗胃溃疡 96 例［J］. 中医临床研究，2014，6（11）：121-122.

［15］徐小茹，刘畅，韩明娟，等. 针灸治疗胃溃疡取穴及配伍规律分析［J］. 中华针灸电子杂志，2014，3（6）：32-36.

［16］王渝蓉，高洁，熊昕，等. 原络配穴与补肾益寿胶囊对脑梗死患者血液流变学及超敏 C 反应蛋白的影响［J］. 重庆医学，2015，44（16）：2225-2227.

［17］张媛，刘彩春，连林宇，等. 电针促进胃黏膜损伤修复的时效关系及分子机制［J］. 中国针灸，2018，38（7）：747-752.

［18］PENG L，WANG Y，CHANG X，et al. Effect of moxa-burning heat stimulating Liangmen（ST 21）and Zusanli（ST 36）on proliferation and apoptosis signaling proteins in rats with stress-induced gastric ulcer［J］. J Tradit Chin Med，2016，36（3）：340-346.

［19］严洁，常小荣，刘建华，等. 电针足阳明经穴对家兔胃黏膜损伤防御性保护作用的研究［J］. 中国针灸，2001（6）：30-32.

［20］王景杰，黄裕新，王键，等. c-fos 在电针调控大鼠胃运动中的表达及其意义［J］. 针刺研究，2001（4）：274-278.

［21］李晓陵，王丰，李崖雪，等. 原络配穴法配合药物治疗胃溃疡的效果［J］. 中国老年学杂志，2018，38（5）：1113-1115.

［22］任路，邓雪，李静，等. 电针肝俞穴、梁丘穴对抑郁型胃溃疡大鼠 SS 及海马 BDNF mRNA 的影响［J］. 世界华人消化杂志，2014，22（25）：3727-3735.

［23］中川哲也，司肖勤，常育功. 应激及其分类［J］. 日本医学介绍，1984，5（1-2）：5-11.

［24］GOTTLIEB J E，MENASHE P I，CRUZ E. Gastrointestinal complications in crotically ill patients：the intensivists overview［J］. Am J Gastroenterol，1986，81（4）：227-238.

［25］孙玉鹤，张春凤．胃溃疡研究进展［J］．亚太传统医药，2014，10（11）：46-49.

［26］SCHILLING D，HAISCH G，SLOOT N，et al. Low seroprevalence of helicobacter pylori infection in patients with stress ulcer bleeding-aprospective evaluation of patients on a cardiosurgical intensive care unit［J］. Intens Care Med，2000，26（12）：1832-1836.

［27］陈钢．应激性胃溃疡［J］．延边医学院学报，1990，13（1）：65-69.

［28］房殿春，彭志红．胃黏膜屏障功能研究概况［J］．现代消化及介入诊疗，2007，12（1）：48-52.

［29］张爽，刘海峰，张成岗．应激性胃黏膜损伤发病机制的研究进展［J］．世界华人消化杂志，2009，17（17）：1697-1701.

［30］李志坤，王福文．药物治疗应激性胃溃疡的研究进展［J］．医学研究生学报，2015，28（1）：110-112.

［31］GOODWIN C S. Helicobacter pylori gastritis，peptic ulcer，and gastric cancer：Clinical and molecular aspects［J］. Clinical Infectious Diseases，1997，25（5）：1017-1019.

［32］EPISHIN A V，MARKIV I M. Immune status in patients with gastric and duodenal ulcer reviews of the literature［J］. Vrachebnoe Delo，1988，9：13-16.

［33］TARNAWSKI，A；DOUGLASS，T G；STACHURA J，et al. Quality of gastric-ulcer healing-histological and ultrastructural assessment. Alimentary Pharmacology & Therapeutics［J］. 1991，5（1）：79-90.

［34］TARNAWSKI，A，SZABO，I L，HUSAIN，S S，et al. Regeneration of gastric mucosa during ulcer healing is triggered by growth factors and signal transduction pathways［J］. Journal of Physiology-Paris. 2001，95（1-6）：337-344.

［35］MILANI S，CALABRO A. Role of growth factors and their receptors in gastric ulcer healing［J］. Microscopy Research and Technique，2001，53（5）：360-371.

［36］TARNAWSKI A S，AHLUWALIA A. Molecular mechanisms of epithelial regeneration and neovascularization during healing of gastric and esophageal ulcers [J]. Current Medicinal Chemistry, 2012, 19 (1): 16-27.

[37] TARNAWSKI A, HALTER F. Cellular mechanisms, interactions, and dynamics of gastric ulcer healing [J]. Journal of Clinical Gastroenterology, 1995, 21 (1): S93-S97.

[38] GILLESSEN A, DOMSCHKE W. The role of cytokines and extracellular-matrix proteins for the gastric-ulcer healing-process [J]. Zeitschrift Fur Gastroenterologie, 1994, 32 (12): 691-693.

[39] PHAN EMILY, AHLUWALLA AMRITA, TARNAWSKI ANDRZEJ S. Role of SPARC-matricellular protein in pathophysiology and tissue injury healing. Implications for gastritis and gastric ulcers [J]. Medical Science Monitor, 2007, 13 (2): RA25-RA30.

[40] REPETTO M G, LLESUY S F. Antioxidant properties of natural compounds used in popular medicine for gastric ulcers [J]. Brazilian Journal of Medical and Biological Research, 2002, 35 (5): 523-534.

[41] HALTER F, TARNAWSKI A S, Schmassmann A, et al. Cyclooxygenase 2 - implications on maintenance of gastric mucosal integrity and ulcer healing: controversial issues and perspectives [J]. Gut, 2001, 49 (3): 443-453.

[42] PESKAR BRIGITTA M. Role of cyclooxygenase isoforms in gastric mucosal defense and ulcer healing [J]. Inflammopharmacology, 2005, 12 (1-3): 15-26.

[43] WALLACE J L. Recent advances in gastric ulcer therapeutics [J]. Current Opinion in Pharmacology, 2005, 5 (6): 573-577.

[44] BRZOZOWSKA IWONA, STRZALKA MALGORZATA, DROZDOWICZ DA-NUTA, et al. Mechanisms of esophageal protection, gastroprotection and ulcer healing by melatonin. implications for the therapeutic use of melatonin in gastroesophageal reflux disease (GERD) and peptic ulcer disease [J]. Current pharmaceutical design, 2014, 20 (30).

[45] KONTUREK S J, KONTUREK P C, BRZOZOWSKI T. Prostaglandins and ulcer healing [J]. Journal of physiology and pharmacology : an official journal of the Polish Physiological Society, 2005, 56 (5): 5-31.

[46] 袁宇红，于涛，钟娃，等. 雷贝拉唑对非甾体抗炎药诱导小肠损伤的保护作用及可能机制研究 [J]. 中国现代医学杂志，2015，25（20）：1-6.

[47] KONTUREK S J, KONTUREK P C, BRZOZOWSKI T. Melatonin in gastro-protection against stress－induced acute gastric lesions and in healing of chronic gastric ulcers [J]. Journal of Physiology and Pharmacology, 2006, 57（5）：51-66.

[48] CHOI S R, LEE S A, KIM Y J, et al. Role of heat shock proteins in gastric inflammation and ulcer healing [J]. Journal of Physiology and Pharmacology, 2009, 60（7）：5-17.

[49] 杨红，孙洁. 氢离子返流和胃黏膜局部缺血在应激性溃疡发生机制中的作用 [J]. 生理科学进展，1987，18（30）：280-282.

[50] AMANDA C AUGUSTO, FERNANDA MIGUEL, SÉRGIO MENDONA, et al. Oxidative stress expression status associated to Helicobacter pylori virulence in gastric diseases [J]. Clinical Biochemistry, 2007, 40：615-622.

[51] 杜秀芳，杨拯，孟玲，等. 应激性胃溃疡的治疗研究进展 [J]. 现代预防医学，2008，35（19）：3858-3860.

[52] 李铁，张席锦. 氧自由基在应激性胃溃疡中的发病学意义 [J]. 生理学报，1993，45（3）：286-291.

[53] SMITH S M, KVIETYS P R. Gastric－ulcers－role of oxygen radicals [J]. Critical Care Medicine, 1988, 16（9）：892-898.

[54] SZLACHCIC ALEKSANDRA, BRZOZOWSKI THOMAS, MAJKA JOLANTA, et al. Involvement of orexigenic peptides in the mechanism of gastric mucosal integrity and healing of chronic gastric ulcers [J]. Current Pharmaceutical Design, 2010, 16（10）：1214-1223.

[55] 马俊江，李圣爱. 一氧化氮与胃溃疡 [J]. 生理科学进展，1998，29（3）：260-263.

[56] FATEMEH POURRAJAB, MOHAMMAD BAGHI YAZDI, MOJTABA BABAEI ZARCH, et al. Cross talk of the first－line defense TLRs with PI3K/Akt pathway, in preconditioning therapeutic approach [J]. Molecular and Cellular Therapies, 2015, 3：4.

［57］ VIKAS MISHRA, JASPREET BANGA, PATRICIA SILVEYRA. Oxidative stress and cellular pathways of asthma and inflammation: Therapeutic strategies and pharmacological targets ［J］. Pharmacol Ther, 2018, 181: 169-182.

［58］ BEHNAM ALIPOOR, HAMID GHAEDI, MIR DAVOOD OMRANI, et al. A Bioinformatics Approach to Prioritize Single Nucleotide Polymorphisms in TLRs Signaling Pathway Genes ［J］. IJ J MC C M, 2001, 5 (2): 65-79.

［59］ SUGIMOTO MITSUSHIGE, YAMAOKA YOSHIO, FURUTA TAKAHISA, et al. Influence of interleukin polymorphisms on development of gastric cancer and peptic ulcer ［J］. World Journal of Gastroenterology, 2010, 16 (10): 1188-1200.

［60］ WALLACE J L. Lipid mediators of inflammation in gastric-ulcer ［J］. American Journal of Physiology, 1990, 258 (1): G1-G11.

［61］ SUGATANI J, FUJIMURA K, MIZUNO T, et al. The role of platelet activating factor (paf) in the pathogenesis of gastric ulcers ［J］. Rastaglandins Leukottienes and Essential Fatty Acids, 1991, 44: 135-147.

［62］ HUBERT HUG, M HASAN MOHAJERI, GIORGIO LA FATA. Toll-like receptors: regulators of the immune response in the human gut ［J］. Nutrients, 2018, 10, 203.

［63］ MAXIMILIANO JAVIER JIMÉNEZ-DALMARONI, ERIC GERSWHIN M, IANNIS E. The critical role of toll-like receptors-From microbial recognition to autoimmunity: A comprehensive review ［J］. Autoimmun Rev, 2016, 15 (1): 1-8.

［64］ MUHAMMAD AYAZ ANWAR, SHAHERIN BASITH, SANGDUN CHOI. Negative regulatory approaches to the attenuation of Toll-like receptor signaling ［J］. Experimental & Molecular Medicine, 2013, (45): 1-14.

［65］ SAURABH CHATTOPADHYAY, GANES C SEN. Tyrosine phosphorylation in Toll-Like receptor signaling ［J］. Cytokine Growth Factor Rev, 2014, 25 (5): 533-541.

［66］ RAJAKUMAR MANDRAJU, SEAN MURRAY, JAMES FORMAN, et al. Differential ability of surface and endosomal TLRs to induce CD8 T cell responses in vivo [J]. J Immunol, 2014, 1; 192 (9): 4303-4315.

[67] STYLIANI GOULOPOULOU, CAMERON G, MC CARTHY, et al. Toll-like receptors in the vascular system: sensing the dangers within [J]. Pharmacol, 2016, 68: 142-167.

[68] LIN CHEN, LUISA A, DI PIETRO. Toll-like receptor function in acute wounds [J]. Advances in Wound Care, 2017, 6 (10): 344-355.

[69] EVANGELISTA S. Role of sensory neurons in restitution and healing of gastric ulcers [J]. Current Pharmaceutical Design, 2006, 12 (23): 2977-2984.

[70] KEIICHI KAWAI I, KAZUHITO ROKUTAN. Kinetics of gastric epithelial cells in duodenal ulcer: Local environmental factors controlling the proliferation and differentiation of gastric epithelial cells [J]. J Gastroenterol, 1995, 30: 428-436.

[71] 魏庆兴, 菊地一博, 郑义弘, 等. 针灸预防大鼠应激性胃溃疡作用的实验研究 [J]. 中国针灸, 1997, 10: 608-610.

[72] 毕云生, 李允江, 杨文超, 等. 胃得安片对应激性胃溃疡模型大鼠的保护作用 [J]. 中国药房, 2015, 26 (19): 2654-2657.

[73] 李菡, 雷婷, 毛跟年, 等. 生、熟大黄对小鼠应激性胃溃疡药效比较 [J]. 陕西科技大学学报, 2019, 37 (2): 63-67, 73.

[74] 聂秋璐, 刘翠芳, 陈秀萍, 等. 黑枸杞水提物对应激性胃溃疡模型小鼠干预作用研究 [J]. 中医药导报, 2020, 26 (5): 49-51, 55.

[75] 孟永海, 王秋红, 杨炳友, 等. 基于大鼠应激性胃溃疡寒症模型的吴茱萸各性味组分的药性研究 [J]. 中国中药杂志, 2014, 39 (3): 498-502.

[76] 薛婷, 王旒靖, 吴颖琦, 等. 针刺对应激性胃溃疡模型大鼠血清炎性因子及肠道菌群的影响 [J]. 针刺研究, 2020, 45 (5): 379-383.

[77] 王旒靖, 薛婷, 吴颖琦, 等. 针刺对应激性胃溃疡模型大鼠肠道菌群的影响 [J]. 中国针灸, 2020, 40 (5): 526-532.

[78] 迟栋. 绞股蓝水提物对束缚水浸应激性胃溃疡模型大鼠的预防作用 [J]. 中国药房, 2017, 28 (13): 1773-1776.

[79] 林科名, 丁世兰, 王强松, 等. 左金丸总生物碱对束缚水浸应激性胃溃疡模型大鼠神经体液调节的影响 [J]. 中国药理学通报, 2013, 29 (3): 401-405.

［80］闫亚南，杨萍，田瑶，等．预针刺对应激性胃溃疡模型大鼠睡眠时间及 CRH 含量的影响［J］．针灸临床杂志，2016，32（3）：67-70，91.

［81］PARKS D A，GRANGER D N. Contributions of ischemia and reperfusion to mucosal lesion formation［J］. Am J Physiol，1986，250（6 Pt 1）：G749-753.

［82］KOTAKE Y，YAMAMOTO M，MATSUMOTO M，et al. Sivelestat, a neutrophil elastase inhibitor，attenuates neutrophil priming after hepatoenteric ischemia in rabbits［J］. Shock，2005，23（2）：156-160.

［83］张红石，王富春．合募配穴与俞原配穴在脏腑辨证中的应用［J］．中国针灸，2006（5）：378-380.

［84］王朝辉，韩东岳，郄丽丽，等．合募配穴和俞募配穴协同效应的理论研究［J］．时珍国医国药，2014，25（7）：1690-1692.

［85］王朝辉，张娇娇，王富春．不同腧穴配伍防治应激性胃溃疡的效应规律［J］．中国针灸，2014，34（2）：149-151.

［86］李铁，王富春，项柏东，等．不同针法针刺中脘、足三里对应激性胃溃疡模型大鼠胃电作用的研究［J］．针灸临床杂志，2005（10）：47-48.

［87］陈琳．合募配穴对胃溃疡大鼠组织蛋白 SDS-PAGE 表达谱调节的研究［D］．长春：长春中医药大学，2008.

［88］杨波．合募配穴针刺后胃溃疡大鼠胃蛋白质组的纳升级二维液相色谱分析［D］．长春：长春中医药大学，2009.

［89］周丹．合募配穴对胃溃疡大鼠代谢物谱表达调节的研究［D］．长春：长春中医药大学，2010.

［90］JIA Y T，MA B，WEI W，et al. Sustained activation of nuclear factor-kappaB by reactive oxygen species is involved in the pathogenesis of stress-induced gastric damage in rats［J］. Crit Care Med，2007，35（6）：1582-1591.

［91］李金铭，高天悦，杨旭，等．四君子汤合血府逐瘀汤对利血平胃溃疡模型小鼠胃黏膜、胃组织 SOD、MDA、NO 及气、血、阴盛衰影响随机平行对照研究［J］．实用中医内科杂志，2018，32（1）：56-60.

［92］陈雪君，雷凡，段薇娜．羟乙基淀粉对兔缺血-再灌注心肌 MPO 和 ET-1 的影响［J］．广西医学，2014，36（2）：158-161.

［93］BRZOZOWSKI T，KWIECIEŃ S，KONTUREK P C，et al. Comparison

of nitric oxide-releasing NSAID and vitamin C with classic NSAID in healing of chronic gastric ulcers; involvement of reactive oxygen species [J]. Med Sci Monit, 2001, 7 (4): 592-599.

[94] TONG Z H, YU F, LIU Z H, et al. Influence of ShuJinHuoXue tablets on ischemia reperfusion injury of animals' skeletal muscle [J]. Molecules, 2012, 17 (7): 8494-8505.

[95] 朱萱萱, 张忠华, 倪文彭, 等. 运脾温阳颗粒对脾虚动物血清中 NO 胃泌素和 IL-10 浓度的影响 [J]. 中华中医药学刊, 2009, 27 (3): 519-521.

[96] 丘金梅, 龚娟, 谢青池, 等. 乳酸脱氢酶在肿瘤代谢中的作用及以其为靶标的抗肿瘤药物研发 [J]. 肿瘤防治研究, 2020, 47 (12): 980-985.

[97] KWIECIEŃ S, BRZOZOWSKI T, KONTUREK S J. Effects of reactive oxygen species action on gastric mucosa in various models of mucosal injury [J]. J Physiol Pharmacol, 2002, 53 (1): 39-50.

[98] 范翠红, 张仪美, 贾红玲. 针刺降压作用机制研究进展 [J]. 辽宁中医药大学学报, 2020, 22 (12): 172-176.

[99] 王梦静, 李昂, 张慧叶, 等. 针刺调控沉默信息调节因子 3 防治阿尔茨海默病的作用机制探讨 [J]. 时珍国医国药, 2020, 31 (9): 2210-2212.

[100] 邵跃斌. 杞菊地黄丸配合针刺阳陵泉对帕金森大鼠神经保护机制研究 [J]. 数理医药学杂志, 2020, 33 (11): 1668-1670.

[101] 姜阳, 王朝辉, 李丽, 等. 基于 TLR4/NF-κB 通路的合募配穴对应激性胃溃疡调节作用机制研究 [J]. 时珍国医国药, 2020, 31 (5): 1264-1267.

[102] 程佑民, 林静瑜, 周凡, 等. 预针刺结合穴位注射对胃溃疡大鼠胃黏膜的损伤修复作用及机制探讨 [J]. 中国医药科学, 2021, 11 (3): 20-24.

[103] LEITÃO R F, RIBEIRO R A, BELLAGUARDA E A, et al. Role of nitric oxide on pathogenesis of 5-fluorouracil induced experimental oral mucositis in hamster [J]. Cancer Chemother Pharmacol, 2007, 59 (5): 603-612.

[104] 王利朝, 张伟玲, 郭建丽, 等. 推拿结合微波疗法治疗小儿肺炎喘嗽

肺脾气虚证疗效及对 TNF-α、IL-6 水平的影响［J］. 现代中西医结合杂志, 2019, 28 (29): 3239-3242.

［105］ YIM Y K, LEE H, HONG K E, et al. Electro‐acupuncture at acupoint ST36 reduces inflammation and regulates immune activity in Collagen‐Induced Arthritic Mice［J］. Evid Based Complement Alternat Med, 2007, 4 (1): 51-57.

［106］ CHEN H, SHAO X, LI L, et al. Electroacupuncture serum inhibits TNF α mediated chondrocyte inflammation via the Ras Raf MEK1/2 ERK1/2 signaling pathway［J］. Mol Med Rep, 2017, 16 (5): 5807-5814.

［107］ LI J, LI J, CHEN R, et al. Targeting NF‐κB and TNF‐α Activation by Electroacupuncture to Suppress Collagen‐induced Rheumatoid Arthritis in Model Rats［J］. Altern Ther Health Med, 2015, 21 (4): 26-34.

［108］ WANG Z, YI T, LONG M, et al. Involvement of the Negative Feedback of IL‐33 Signaling in the Anti‐Inflammatory Effect of Electro‐acupuncture on Allergic Contact Dermatitis via Targeting MicroRNA‐155 in Mast Cells［J］. Inflammation, 2018, 41 (3): 859-869.

［109］ 曹利民, 关珊珊, 张鹏. 疏肝活血汤联合百忧解胶囊对抑郁性神经症患者抑郁症状评分及血清 CRP、IL-1β、IL-2 水平的影响［J］. 四川中医, 2018, 36 (10): 131-135.

［110］ 李超, 郭旗. 细胞因子 IL-1β、IL-2、IL-6、IL-8 和 TNF-α 水平在癫痫患者外周血中的变化及其意义［J］. 解放军预防医学杂志, 2018, 36 (3): 375-377, 385.

［111］ 田莉. 针灸对胃黏膜损伤保护作用的实验研究进展［J］. 中医药导报, 2007, 13 (9): 94-95, 98.

［112］ 陈德城, 吴旭. 穴位注射对慢性萎缩性胃炎患者血清 O2‐和 SOD 的影响［J］. 中国针灸, 1998, 18 (5): 263-264.

［113］ 黄国峰, 汤德安, 周桂桐, 等. 电针"梁门"穴治疗大鼠实验性胃溃疡的机理探讨［J］. 针刺研究, 1999, 24 (1): 51-55.

［114］ 薛媛, 田旭东. 自由基与肠易激综合征的关系及针刺对此影响的临床研究［J］. 中华中医药学刊, 2009, 27 (1): 111-112.

［115］ 刘畅, 徐小茹, 韩东岳, 等. 针灸治疗消化性溃疡选穴规律聚类分析

[J]. 辽宁中医药大学学报, 2015, 17 (2): 119-121.

[116] 徐小茹, 刘畅, 韩明娟, 等. 针灸治疗胃溃疡取穴及配伍规律分析 [J]. 中华针灸电子杂志, 2014, 3 (6): 32-36.

[117] 王朝辉, 张娇娇, 王富春. 不同腧穴配伍防治应激性胃溃疡的效应规律 [J]. 中国针灸, 2014, 34 (2): 149-151.

[118] 王朝辉, 单纯筱, 周丹, 等. 不同配穴针刺预防应激性胃溃疡的效应比较及差异表达蛋白的筛选 [J]. 吉林大学学报 (医学版), 2013, 39 (3): 441-447, 420.

[119] 王朝辉, 王富春. 针灸防治应激性胃溃疡神经-内分泌调控机制研究进展 [J]. 长春中医药大学学报, 2012, 28 (4): 725-726.

[120] 周丹, 高颖, 王朝辉. 合募配穴对应激性胃溃疡大鼠血清代谢物谱表达调节的影响 [J]. 长春中医药大学学报, 2012, 28 (4): 752-752.

[121] 苗嘉芮, 王多. 电针对高血压病前期大鼠 Toll 样受体 4 信号通路的影响 [J]. 中华中医药杂志, 2017, 32 (7): 3256-3258.

[122] 靳丹丹, 周建伟. 针灸治疗变应性鼻炎机制的研究进展 [J]. 四川中医, 2019, 37 (2): 210-214.

[123] VIDYA M K, KUMAR V G, SEJIAN V, et al. Toll-like receptors: Significance, ligands, signaling pathways, and functions in mammals [J]. Int Rev Immunol, 2018, 37 (1): 20-36.

[124] TOURANI M, HABIBZADEH M, SHOKRI-SHIRVANI J, et al. Association of Helicobacter pylori infection with Toll-like receptor-4 Thr399Ile polymorphism increased the risk of peptic ulcer development in North of Iran [J]. APMIS, 2018, 126 (1): 76-84.

[125] WANG L, LUO P, ZHANG F, et al. Toll–like receptor 4 protects against stress–induced ulcers via regulation of glucocorticoid production in mice [J]. Stress, 2017, 20 (1): 2-9.

[126] CHEN C Y, KAO C L, LIU C M. The cancer prevention, anti–inflammatory and anti–oxidation of bioactive phytochemicals targeting the tlr4 signaling pathway [J]. Int J Mol Sci, 2018, 19 (9): 2729.

[127] ROCHA G A, ROCHA A M C, MELO F F, et al. A polymorphism in Toll–like receptor–2, TLR-2 (Arg753/Gln) is functional and is associated

with increased risk of duodenal ulcer [J]. Helicobacter, 2016, 21 (S1):
80-81.

[128] SONG H P, HOU X Q, ZENG M Y, et al. Traditional Chinese Medicine Li-Zhong-Tang accelerates the healing of indomethacin-induced gastric ulcers in rats by affecting TLR2/MyD88 signaling pathway [J]. J Ethnopharmacol, 2020, 259: 112979.

[129] HIETANEN J, HÄYRINEN - IMMONEN R, AL - SAMADI A, et al. Recurrent aphthous ulcers-a Toll-like receptor-mediated disease [J]. J Oral Pathol Med, 2012, 41 (2): 158-164.

[130] XU F, MAI CL, ZHU Q. Association of TLR-9 polymorphisms with the development of gastroduodenal ulcer: A hospital-based study in a Chinese cohort [J]. Eur J Inflamm, 2018, 16: 1-9.

[131] BADR G, SAYED L H, OMAR H E M, et al. Camel Whey Protein Protects B and T Cells from Apoptosis by Suppressing Activating Transcription Factor - 3 (ATF - 3) - Mediated Oxidative Stress and Enhancing Phosphorylation of AKT and IκB-α in Type I Diabetic Mice [J]. Cell Physiol Biochem, 2017, 41 (1): 41-54.

[132] BOLLENBACH M, SALVAT E, DAUBEUF F, et al. Phenylpyridine-2-ylguanidines and rigid mimetics as novel inhibitors of TNF - α overproduction: Beneficial action in models of neuropathic pain and of acute lung inflammation [J]. Eur J Med Chem, 2018, 147: 163-182.

[133] LORNE E, DUPONT H, ABRAHAM E. Toll-like receptors 2 and 4: initiators of non-septic inflammation in critical care medicine [J]. Intensive Care Med, 2010, 36 (11): 1826-1835.

[134] WU M, BIAN Q, LIU Y, et al. Sustained oxidative stress inhibits NF-kappaB activation partially via inactivating the proteasome [J]. Free Radic Biol Med, 2009, 46 (1): 62-69.

[135] TSUBAKI M, TAKEDA T, KINO T, et al. Mangiferin suppresses CIA by suppressing the expression of TNF-α, IL-6, IL-1β, and RANKL through inhibiting the activation of NF-κB and ERK1/2 [J]. Am J Transl Res, 2015, 7 (8): 1371-1381.

［136］ WANG J, FAN S M, ZHANG J. Epigallocatechin-3-gallate ameliorates li-popolysaccharide-induced acute lung injury by suppression of TLR4/NF-κB signaling activation ［J］. Braz J Med Biol Res, 2019, 52 (7): e8092.

［137］ 王晓容, 王有琴. 绿原酸通过调节TLR3-TRIF通路抑制小胶质细胞炎性反应的机制研究 ［J］. 湖北医药学院学报, 2021, 40 (1): 20-24.

［138］ 陈秋欣, 朱路文, 庞秀明, 等. 针刺负调控TLR4/TRIF信号通路关键因子对脑出血大鼠炎性反应表达的影响 ［J］. 世界中西医结合杂志, 2020, 15 (2): 283-287.

［139］ 姜阳. 不同配穴对应激性胃溃疡大鼠氧化—抗氧化重构的影响 ［D］. 长春: 长春中医药大学, 2019.

［140］ LEE K M, YEO M, CHOUE J S, et al. Protective mechanism of epigallocat-echin-3-gallate against Helicobacter pylori-induced gastric epithelial cytotox-icity via the blockage of TLR-4 signaling ［J］. Helicobacter, 2004, 9 (6): 632-642.

［141］ LAN L, TAO J, CHEN A, et al. Electroacupuncture exerts anti-inflamma-tory effects in cerebral ischemia-reperfusion injured rats via suppression of the TLR4/NF-κB pathway ［J］. Int J Mol Med, 2013, 31 (1): 75-80.

［142］ NOVOSELOVA E G, KHRENOV M O, CHERENKOV D A, et al. The role of TLR4 receptor in the stress response of lymphocytes ［J］. Biofizika, 2008, 53 (3): 457-461.

［143］ 张志英, 党瑞山, 张传森, 等. 大鼠后三里针刺前后细胞外基质的差异性基因表达 ［J］. 解剖学杂志, 2007, 30 (2): 143-145, 177.

［144］ BRUNN G J, BUNGUM M K, JOHNSON G B, et al. Conditional signaling by Toll-like receptor 4 ［J］. FASEB J, 2005, 19 (7): 872-874.

［145］ 崔瑞, 席强. 穴位局部Toll样受体4与针刺信息启动 ［J］. 针刺研究, 2014, 39 (1): 79-82.

［146］ 席强, 崔瑞, 金光, 等. 穴位局部TLR4在针刺后穴位局部炎症反应中作用的初步研究 ［J］. 天津中医药, 2015, 32 (2): 88-92.

［147］ SIROTKIN A V, SCHAEFFER H J. Direct regulation of mammalian repro-ductive organs by serotonin and melatonin ［J］. J Endocrinol, 1997, 154

（1）：1-5.

[148] ALTON G，COX A D，TOUSSAINT LG 3rd，et al. Functional proteomics analysis of GTPase signaling networks［J］. Methods Enzymol，2001，332：300-316.

[149] 朱兵. 系统针灸学——复兴"体表医学"［M］. 北京：人民卫生出版社，2015：71-134.

[150] 朱兵. 穴位可塑性：穴位本态的重要特征［J］. 中国针灸，2015，35（11）：1203-1208.

[151] KRUPATKIN A I. The use of sensory-sympathetic coupling indices for diagnosing of sympathetically maintained pain with laser Doppler flowmetry［J］. Fiziol Cheloveka，2012，38（2）：73-78.

[152] DAWSON L F，PHILLIPS J K，FINCH P M，et al. Expression of 1-adrenoceptors on peripheral nociceptive neurons［J］. Neuroscience，2011，175：300-314.

[153] GIBBS G F，DRUMMOND P D，FINCH P M，et al. Unravelling the pathophysiology of complex regional pain syndrome：focus on sympathetically maintained pain［J］. Clin Exp Pharmacol Physiol，2008，35（7）：717-724.

[154] 封迎帅. 从 eHSP 释放与 TLR 信号转导途径探讨艾灸对 Hp 胃黏膜炎性损伤的干预机制［D］. 长沙：湖南中医药大学，2012.

[155] 张超男，黄学宽，骆言，等. 电针对急性痛风性关节炎大鼠踝关节滑膜组织 TLR/MYD88 信号通路的影响［J］. 四川大学学报（医学版），2014，43（6）：924-927.

[156] 陈渔，胡珊，王彦青，等. 电针对急性饮酒抑郁大鼠海马 TLR2/4 及炎性细胞因子表达的影响［J］. 贵阳医学院学报，2015，40（6）：595-599.

[157] 汪军，王彦青，吴根诚. 电针调节手术创伤后 Toll 样受体 2/4 的表达及炎症反应［C］. 中国针灸学会全国中青年针灸推拿学术研讨会论文集，2008，7：258.

[158] SHIRVANI H，MIRNEJAD R，SOLEIMANI M，et al. Swimming exercise improves gene expression of PPAR-γ and downregulates the overexpression

of TLR4, MyD88, IL-6, and TNF-α after high-fat diet in rat skeletal muscle cells [J]. Gene, 2021, 775: 145441.

[159] MAHMOUD T N, EL-MAADAWY W H, KANDIL Z A, et al. Canna x generalis L. H. Bailey rhizome extract ameliorates dextran sulfate sodium-induced colitis via modulating intestinal mucosal dysfunction, oxidative stress, inflammation, and TLR4/NF-κB and NLRP3 inflammasome pathways [J]. J Ethnopharmacol, 2021, 269: 113670.

[160] 方允中, 杨胜, 伍国耀. 自由基稳衡性动态 [J]. 生理科学进展, 2004 (3): 199-204.

[161] 王秋林, 王浩毅, 王树人. 氧化应激状态的评价 [J]. 中国病理生理杂志, 2005 (10): 2069-2074.

[162] 周宗灿. 氧化还原信号和氧化应激/还原应激 [J]. 毒理学杂志, 2015, 29 (1): 1-14.

[163] 胡明曦, 张栩, 陈畅. 细胞氧化还原调控与衰老 [J]. 生物化学与生物物理进展, 2014, 41 (3): 288-294.

[164] 杨莹莹, 王猛, 刘霞, 等. TLR4 对缺血再灌注损伤作用机理的研究进展 [J]. 中国中西医结合外科杂志, 2019, 25 (4): 643-647.

[165] 陈赛娟, 王一煌. Toll 样受体和树突状细胞: 免疫激活传感器——2011 年诺贝尔生理学或医学奖简介 [J]. 自然杂志, 2011, 33 (6): 315-321, 377.

[166] 杨雪, 李智, 周宗贞, 等. 免疫细胞在脓毒血症中的作用及机制研究进展 [J]. 药学进展, 2020, 44 (3): 215-221.

[167] 张丽, 白占涛, 王志红, 等. Toll 样受体家族介导疼痛和痒觉信号的分子机制 [J]. 中国疼痛医学杂志, 2020, 26 (1): 10-19.

[168] 胡杏池, 蔡兵. Toll 样受体及核转录因子 κB 信号通路与肝癌发生发展的关系 [J]. 医学综述, 2011, 17 (24): 3714-3717.

[169] 李影, 陈镜宇, 张玲玲, 等. 肿瘤坏死因子受体相关因子参与炎症免疫调节的研究进展 [J]. 中国药理学通报, 2015, 31 (9): 1206-1211.

[170] 农汝楠, 王竟静, 吴燕春, 等. 基于 TLR4 信号通路的中药抗肝脏疾病作用研究进展 [J]. 中国实验方剂学杂志, 2019, 25 (16): 201-212.

[171] 庄宁彤, 赵冬久, 史丽云. Toll 样受体 4 (TLR4) 的内吞通路及其调控

机制研究进展［J］. 细胞与分子免疫学杂志, 2016, 32（11）: 1574-1578.

［172］刘争辉, 韩代书. 模式识别受体介导的天然免疫反应调节获得性免疫的机理［J］. 中国组织化学与细胞化学杂志, 2013, 22（6）: 545-551.

［173］莫婷, 刘马峰, 程安春. 革兰氏阴性菌脂多糖运输系统的构成及作用机制［J］. 微生物学报, 2018, 58（9）: 1521-1530.

［174］MATZINGER P. Tolerance, danger, and the extended family［J］. Annu Rev Immunol, 1994, 12: 991-1045.

［175］DØHLEN G, ANTAL E A, CASTELLHEIM A, et al. Hyperoxic resuscitation after hypoxia-ischemia induces cerebral inflammation that is attenuated by tempol in a reporter mouse model with very young mice［J］. J Perinat Med, 2013, 41（3）: 251-257.

［176］FISCHER S. Pattern Recognition Receptors and Control of Innate Immunity: Role of Nucleic Acids［J］. Curr Pharm Biotechnol, 2018, 19（15）: 1203-1209.

［177］VABULAS R M, AHMAD-NEJAD P, GHOSE S, et al. HSP70 as endogenous stimulus of the Toll/interleukin-1 receptor signal pathway［J］. J Biol Chem, 2002, 277（17）: 15107-15112.

［178］ZAKI M H, AKUTA T, AKAIKE T. Nitric oxide-induced nitrative stress involved in microbial pathogenesis［J］. J Pharmacol Sci, 2005, 98（2）: 117-129.

［179］VELEGRAKI M, KOUTALA H, TSATSANIS C, et al. Increased levels of the high mobility group box 1 protein sustain the inflammatory bone marrow microenvironment in patients with chronic idiopathic neutropenia via activation of toll-like receptor 4［J］. J Clin Immunol, 2012, 32（2）: 312-322.

［180］PEREA L, RODRÍGUEZ-RUBIO L, NIETO J C, et al. Bacteriophages immunomodulate the response of monocytes［J］. Exp Biol Med, 2021, 246（11）: 1263-1268.

［181］LIU Y, CHEN G Y, ZHENG P. CD24-Siglec G/10 discriminates danger-from pathogen-associated molecular patterns［J］. Trends Immunol, 2009,

30（12）：557-561.

［182］EL－SISI A E E，SOKAR S S，SHEBL A M，et al. Octreotide and melatonin alleviate inflammasome－induced pyroptosis through inhibition of TLR4－NF－κB－NLRP3 pathway in hepatic ischemia/reperfusion injury ［J］. Toxicol Appl Pharmacol，2021，410：115340.

［183］MENG X，AO L，SONG Y，et al. Signaling for myocardial depression in hemorrhagic shock：roles of Toll－like receptor 4 and p55 TNF－alpha receptor ［J］. Am J Physiol Regul Integr Comp Physiol，2005，288（3）：R600-606.

［184］BARSNESS K A，ARCAROLI J，HARKEN A H，et al. Hemorrhage－induced acute lung injury is TLR－4 dependent ［J］. Am J Physiol Regul Integr Comp Physiol，2004，287（3）：R592-599.

［185］CHEN C，ZHANG F，ZHANG Z，et al. TLR4 signaling－induced heme oxygenase upregulation in the acute lung injury：role in hemorrhagic shock and two－hit induced lung inflammation ［J］. Mol Biol Rep，2013，40（2）：1167-1172.

［186］TAWADROS P S，POWERS K A，AILENBERG M，et al. Oxidative Stress Increases Surface Toll－like Receptor 4 Expression in Murine Macrophages Via Ceramide Generation ［J］. Shock，2015，44（2）：157-165.

［187］POWERS K A，SZÁSZI K，KHADAROO R G，et al. Oxidative stress generated by hemorrhagic shock recruits Toll－like receptor 4 to the plasma membrane in macrophages ［J］. J Exp Med，2006，203（8）：1951-1961.

［188］LOMAS－NEIRA J，PERL M，VENET F，et al. The role and source of tumor necrosis factor－α in hemorrhage－induced priming for septic lung injury ［J］. Shock，2012，37（6）：611-620.

［189］LIU Y，YUAN Y，LI Y，et al. Interacting neuroendocrine and innate and acquired immune pathways regulate neutrophil mobilization from bone marrow following hemorrhagic shock ［J］. J Immunol，2009，182（1）：572-580.

［190］PARLAR A，ARSLAN S O. Thymoquinone reduces ischemia and reperfusion－induced intestinal injury in rats，through anti－oxidative and anti－inflammatory effects ［J］. Turk J Surg，2020，36（1）：96-104.

［191］蒋时红，刘旺根，王雪萍，等．黄芪建中汤对脾虚型慢性萎缩性胃炎大鼠血象、血液和胃黏膜生化指标的影响［J］．中国中医基础医学杂志，2006，12（4）：279-281.

［192］LIU J Q, ZELKO I N, FOLZ R J. Reoxygenation-induced constriction in murine coronary arteries: the role of endothelial NADPH oxidase (gp91phox) and intracellular superoxide［J］.J Biol Chem, 2004, 279 (23): 24493-24497.

［193］LI S, ZHU Z, XUE M, et al. The protective effects of fibroblast growth factor 10 against hepatic ischemia-reperfusion injury in mice［J］. Redox Biol, 2021, 40: 101859.

［194］SEIYAMA A, YOSHIKAWA N, IMAMURA Y. Ischemic pretreatment delays ischemic brain vasospasm injury in gerbils［J］. Adv Exp Med Biol, 2014, 812: 247-252.

［195］HOLLOWAY P M, DURRENBERGER P F, TRUTSCHL M, et al. Both MC1 and MC3 Receptors Provide Protection From Cerebral Ischemia-Reperfusion-Induced Neutrophil Recruitment［J］. Arterioscler Thromb Vasc Biol, 2015, 35 (9): 1936-1944.

［196］KOTAKE Y, YAMAMOTO M, MATSUMOTO M, et al. Sivelestat, a neutrophil elastase inhibitor, attenuates neutrophil priming after hepatoenteric ischemia in rabbits［J］.Shock, 2005, 23 (2): 156-160.

［197］MOLLEN K P, LEVY R M, PRINCE J M, et al. Systemic inflammation and end organ damage following trauma involves functional TLR4 signaling in both bone marrow-derived cells and parenchymal cells［J］. J Leukoc Biol, 2008, 83 (1): 80-88.

［198］杭涛，江时森，宫剑滨，等．失血性休克小鼠心肌 Toll 样受体 2/4 mRNA 的表达［J］．中国危重病急救医学，2006（9）：554-557.

［199］CHEN H, KOUSTOVA E, SHULTS C, et al. Differential effect of resuscitation on Toll-like receptors in a model of hemorrhagic shock without a septic challenge［J］. Resuscitation, 2007, 74 (3): 526-537.

［200］CHEN C, WANG Y, ZHANG Z, et al. Toll-like receptor 4 regulates heme oxygenase-1 expression after hemorrhagic shock induced acute lung injury in mice: requirement of p38 mitogen-activated protein kinase activation [J]. Shock, 2009, 31 (5): 486-492.

[201] KUHLICKE J, FRICK J S, MOROTE-GARCIA J C, et al. Hypoxia inducible factor (HIF) -1 coordinates induction of Toll-like receptors TLR2 and TLR6 during hypoxia [J]. PLoS One, 2007, 2 (12): e1364.

[202] LUYER M D, BUURMAN W A, HADFOUNE M, et al. Exposure to bacterial DNA before hemorrhagic shock strongly aggravates systemic inflammation and gut barrier loss via an IFN-gamma-dependent route [J]. Ann Surg, 2007, 245 (5): 795-802.

[203] 杨宗保, 王亚东, 刘琼, 等. 电针胃经穴抑制胃溃疡大鼠氧化损伤的作用机制研究 [J]. 中国针灸, 2016, 36 (6): 617-621.

[204] 王渝蓉, 高洁, 熊昕, 等. 原络配穴与补肾益寿胶囊对脑梗死患者血液流变学及超敏 C 反应蛋白的影响 [J]. 重庆医学, 2015, 44 (16): 2225-2227.

[205] 王景杰, 黄裕新, 王键, 等. c-fos 在电针调控大鼠胃运动中的表达及其意义 [J]. 针刺研究, 2001 (4): 274-278.

[206] 李晓陵, 王丰, 李崖雪, 等. 原络配穴法配合药物治疗胃溃疡的效果 [J]. 中国老年学杂志, 2018, 38 (5): 1113-1115.

[207] 张媛, 刘彩春, 连林宇, 等. 电针促进胃黏膜损伤修复的时效关系及分子机制 [J]. 中国针灸, 2018, 38 (7): 747-752.

[208] PENG L, WANG Y, CHANG X, et al. Effect of moxa-burning heat stimulating Liangmen (ST 21) and Zusanli (ST 36) on proliferation and apoptosis signaling proteins in rats with stress-induced gastric ulcer [J]. J Tradit Chin Med, 2016, 36 (3): 340-346.

[209] 连林宇, 沈佳成, 等. 电针对胃黏膜损伤大鼠胃黏膜组织饥饿素与生存素动态表达的影响 [J]. 中华中医药杂志, 2020, 35 (1): 141-145.

[210] 邓雪, 任路. 针灸疗法对情志相关的脾胃功能失调疾病的研究现状与思考 [J]. 世界华人消化杂志, 2016, 24 (24): 3550-3555.

[211] 邓雪, 任路, 李静, 等. 电针"肝俞"穴对抑郁型胃溃疡大鼠胃窦黏膜、下丘脑组织 P 物质和海马 5-羟色胺的影响 [J]. 针刺研究, 2014, 39 (2): 124-129.

［212］ 王浩，申国明，黄顺，等．电针胃俞募穴对大鼠胃运动及迷走背核复合体中胃动素和胃泌素表达的影响［J］.安徽中医学院学报，2012，31（1）：27-29.

［213］ 陈媛，郑华斌．基于条件格兰杰因果分析探寻胃俞募配穴协同效应中枢机制的思考［J］.成都中医药大学学报，2016，39（4）：76-78.

［214］ 吴巧凤，毛森，蔡玮，等．针刺俞、募对功能性消化不良大鼠血清大分子代谢产物的影响［J］.针刺研究，2010，35（4）：287-292.

［215］ 李江山，严洁，何军锋．针刺内关、足三里等穴对大鼠孤束核神经元放电的影响［J］.湖南中医药大学学报，2007（3）：55-58.

［216］ 黄迎华，李倩，杨萍，等．针刺对胃黏膜损伤大鼠睡眠时间及血清和海马中肿瘤坏死因子-α及白介素-25含量的影响［J］.针刺研究，2015，40（2）：131-135.

［217］ 关翰宇，马佳佳，李婧婷，等．针刺对胃溃疡模型大鼠CRH、ACTH的影响［J］.中国中医急症，2018，27（4）：633-636.

［218］ 董莉莉，刘安国，王军燕，等．合募配穴对应激性胃溃疡大鼠下丘脑促性腺激素释放激素和P物质mRNA表达的影响［J］.针刺研究，2013，38（4）：291-296.

［219］ 严兴科，董莉莉．合募配穴针刺对胃炎模型大鼠下丘脑、胃cox-2 mRNA表达的影响［J］.中兽医医药杂志，2016（1）：12-17.

［220］ 杨锦兰，谢宇锋，冯军，等．针灸促进胃黏膜损伤修复的代谢机制研究进展［J］.中医药导报，2019，25（17）：121-124.

［221］ 孔安安，马惠芳．针灸治疗胃溃疡的机制研究概况［C］.中国针灸学会年会论文集，2011，2011：570-577.

［222］ 石君杰，黄玲芬．经皮穴位电刺激"足三里"对运动性疲劳胃黏膜损伤大鼠胃黏膜6-酮-前列腺素1α、血栓素B2的影响［J］.针刺研究，2013，38（3）：181-185.

［223］ 安玉兰．梁丘足三里胃俞中脘四穴干预实验性急性胃黏膜损伤特异作用的比较研究［D］.武汉：湖北中医学院，2008.

［224］ 马杭琨，李天娇，崔良慧，等．电针公孙和内关穴对胃溃疡大鼠血清SOD及胃窦前壁黏膜影响的实验研究［J］.针灸临床杂志，2012，28（5）：53-55.

[225] 高洋，杨波，严兴科．针灸治疗胃溃疡的机理研究进展［J］．上海针灸杂志，2008（9）：48-50.
[226] 赵翔．电针腧穴“胃病方”对大鼠胃黏膜损伤抗氧化作用的研究［D］．太原：山西中医学院，2014.
[227] 高仕琴，林茂，王敏，等．白藜芦醇对阿尔茨海默病治疗的研究进展［J］．时珍国医国药，2016，27（1）：186-188.
[228] 李霞，马宁，田晶，等．氧化应激与组织损伤的研究进展［J］．吉林医药学院学报，2020，41（4）：292-294.
[229] 黄邵玲，胡建安．氧化代谢酶介导外源化学物致机体氧化应激［J］．中华劳动卫生职业病杂志，2014，32（7）：549-554.
[230] 周佳慧，王君艳．炎症反应期间胃肠道的保护策略［J］．影像研究与医学应用，2017，1（9）：6-8.
[231] KIM Y J，KIM E H，HAHM K B. Oxidative stress in inflammation-based gastrointestinal tract diseases：challenges and opportunities［J］. J Gastroenterol Hepatol，2012，27（6）：1004-1010.
[232] 刘秀妨，刘胜男，马云芳，等．胃肠道消化过程中脂质氧化的影响因素、健康危害及控制研究进展［J］．食品工业科技，2017，38（21）：330-335.
[233] 郑烈，张亚利，王志敏，等．肠道菌群和活性氧自由基与炎症性肠病的关系［J］．中国中西医结合消化杂志，2017，25（1）：69-72.
[234] 赵天易，李柠岑，赵悦，等．针灸治疗常见胃肠道疾病的腧穴配伍规律研究概述［J］．河北中医，2020，42（2）：302-306.
[235] 刘利霞．浅谈穴位配伍的拮抗作用［J］．河北中医，2010，32（10）：1530，1581.
[236] 程宏斌，伍景平，艾儒棣．胃为胃大肠小肠三焦膀胱的内经学术思想浅论［J］．辽宁中医杂志，2011，38（9）：1779-1781.
[237] 尹涛，孙睿睿，何昭璇，等．略论“大肠小肠皆属于胃”［J］．湖南中医杂志，2016，32（11）：138-140.
[238] LUO CHUNYAN，WANG DECHENG，HUANG WEIFENG，et al. Feedback regulation of coronary artery disease susceptibility gene ADTRP and LDL receptors LDLR/CD36/LOX-1 in endothelia cell functions involved in

atherosclerosis［J］. Biochimica et biophysica acta. （Molecular basis of disease）, 2021, 1867（7）: 166130.

［239］ 司原成, 苗维纳, 吴高鑫, 等. 针刺对营养性肥胖小鼠肠黏膜 TLR1/TLR2 基因的良性调控作用［J］. 中华中医药杂志, 2019, 34（3）: 1166-1169.

［240］ WANG A L, GUO B, JIA Q, et al. S100A9-containing serum exosomes of burn injury patients promote permeability of pulmonary microvascular endothelial cells［J］. Journal of Biosciences, 2021, 46（2）: 33.

［241］ ZHAO B Y, LU R F, CHEN J J, et al. S100A9 blockade prevents lipopolysaccharide-induced lung injury via suppressing the NLRP3 pathway［J］. Respiratory Research, 2021, 22（1）: 45.

［242］ JAE HOON SHIN, RANDY J SEELEY. Reg3 proteins as gut hormones?［J］. Endocrinology, 2019, 160（6）: 1506-1514.

［243］ ZHANG M Y, WANG J, GUO J. Role of Regenerating Islet-derived Protein 3A in Gastrointestinal Cancer［J］. Frontiers in Oncology, 2019, 9: 1449.

［244］ ZHU Y J, GUO J, HU X M, et al. Eckol protects against acute experimental colitis in mice: Possible involvement of Reg3g［J］. Journal of Functional Foods, 2020, 73: 104088.

［245］ CAO Y, GAO Z C, WU Z C, et al. Tissue-specific expression and correlation with promoter DNA methylation of the LBP gene in pigs［J］. Journal of Integrative Agriculture, 2020, 19（4）: 1055-1064.

［246］ JUST D, RASMUSSON A J, NILSSON P, et al. Autoantibodies against the C-terminus of Lipopolysaccharide binding protein are elevated in young adults with psychiatric disease［J］. Psychoneuroendocrinology, 2021, 126: 105162.

［247］ 刘小虎, 梁茂新, 李国信, 等. 济阴颗粒对高脂血症大鼠胰腺组织 TLR-4 信号通路的影响［J］. 解放军医药杂志, 2021, 33（4）: 1-5.

［248］ 许超, 郜重丞, 毕祯彬, 等. CRISPR/Cas9 介导 TLR5 敲除猪肺泡巨噬细胞系建立及对革兰阴性菌黏附能力的影响［J］. 扬州大学学报（农业与生命科学版）, 2021, 42（2）: 32-39.

［249］卫星如，高芳，贾彦彬. TLR5 rs2072493 与幽门螺杆菌感染的关系研究 ［J］. 胃肠病学和肝病学杂志，2019，28（12）：1364-1367.

［250］李昂，仵红娇，谢俞宁，等. Toll 样受体基因组特征与直肠癌临床病理及免疫参数的相关性分析 ［J］. 解放军医学杂志，2021，46（4）：340-347.

［251］KASIMSETTY S，HAWKES A，DE WOLF S E，et. al. Blockade of T cell activation induced by the simultaneous absence of Nod1 and Nod2 is bypassed by TLR2 signals ［J］. Transplant immunology，2021，65：101348.

［252］张利平，杜广中. 电针胃合募配穴治疗特发性胃轻瘫验案举隅 ［J］. 世界最新医学信息文摘，2018，18（18）：157-157.

［253］耿丹，马婷婷，胡幼平，等. 近年来针灸"合募配穴"研究进展与理论探讨 ［J］. 辽宁中医药大学学报，2014，16（10）：77-79.

［254］董明，郭欣欣，吴焕淦，等. 合募配穴的理论依据及在脾胃病中的应用 ［J］. 河南中医，2014，34（1）：139-141.

［255］孙艳，马铁柱，陈翀，等. 合募配穴针刺治疗颅脑创伤后应激性胃黏膜损伤的疗效观察 ［J］. 中华危重病急救医学，2018，30（6）：564-568.

［256］袁星星，王炳予，等. 合募配穴对慢性萎缩性胃炎大鼠 PGI、PGII、PGR 及 G-17 的影响 ［J］. 时珍国医国药，2016，27（2）：496-498.

［257］WANG H，LIU W J，SHEN G M，et al. Neural mechanism of gastric motility regulation by electroacupuncture at RN12 and BL21：a paraventricular hypothalamic nucleus－dorsal vagal complex－vagus nerve－gastric channel pathway ［J］. World Journal of Gastroenterology，vol. 21，no. 48，pp. 13480-13489.

［258］贺君. 俞募配穴埋线治疗慢性萎缩性胃炎临床观察 ［J］. 上海针灸杂志，2008，27（12）：8-10.

［259］WANG H，SHEN G M，LIU W J，et al. The neural mechanism by which the dorsal vagal complex mediates the regulation of the gastric motility by weishu（RN12）and zhongwan（BL21）stimulation ［J］. Journal of Evidence-Based Complementary & Alternative Medicine，vol. 2013，Article ID 291764，7 pages，2013.

［260］KRAG M，PERNER A，PERNER A，et al. Prevalence and outcome of gastrointestinal bleeding and use of acid suppressants in acutely ill adult intensive care patients [J]. Intensive Care Medicine, vol. 41, no. 5, pp. 833-845, 2015.

[261] MACLAREN R, REYNOLDS P M, ALLEN R R. Histamine-2 receptor antagonists vs proton pump inhibitors on gastrointestinal tract hemorrhage and infectious complications in the intensive care unit [J]. JAMA Internal Medicine, 2014, 174 (4): 564-574.

[262] ZHANG N, SONG G, CHEN J, et al. Ameliorating effects and autonomic mechanisms of needle-less transcutaneous electrical stimulation at ST36 on stress-induced impairment in gastric slow waves [J]. Journal of Gastroenterology and Hepatology, 2015, 30 (11): 1574-1581.

[263] ZHAO Y, CUI C, YU X, et al. Electroacupuncture ameliorates abnormal defaecation and regulates corticotrophin-releasing factor in a rat model of stress [J]. Acupuncture in Medicine, 2017, 35 (2): 114-121.

[264] CHEN J, BARRETT D W, HE Y, et al. Anxiolytic-like behavioural effects of head electroacupuncture I rats susceptible to stress [J]. Acupuncture in Medicine, 2016, 34 (3): 235-240.

[265] YANG N N, YE Y, TIAN Z X, et al. Effects of electroacupuncture on the intestinal motility and local inflammation are modulated by acupoint selection and stimulation frequency in postoperative ileus mice [J]. Neurogastroenterology & Motility, 2020, 32 (5).

[266] HO T Y, LO H Y, CHAO D C, et al. Electroacupuncture improves trinitrobenzene sulfonic acid-induced colitis, evaluated by transcriptomic study [J]. Journal of Evidence-Based Complementary & Alternative Medicine, 2014.

[267] LI H, HE T, XU Q, et al. Acupuncture and regulation of gastrointestinal function [J]. World Journal of Gastroenterology, 2015, 21 (27): 8304-8313.

[268] BRZOZOWSKI T, KWIECIEN S, KONTUREK P C, et al. Comparison of nitric oxide-releasing NSAID and vitamin C with classic NSAID in healing of chronic gastric ulcers; involvement of reactive oxygen species [J]. Medical Science Monitor, 2001, 7 (4): 592-599.

［269］ LEITÃO R F C, RIBEIRO R A, BELLAGUARDA E A L, et al. Role of nitric oxide on pathogenesis of 5 - fluorouracil induced experimental oral mucositis in hamster ［J］. Cancer Chemotherapy and Pharmacology, 2007, 59 (5): 603-612.

［270］ KWIECIEN S, T BRZOZOWSKI, S J KONTUREK. Effects of reactive oxygen species action on gastric mucosa in various models of mucosal injury ［J］. Journal of Physiology and Pharmacology: An Official Journal of the Polish Physiological Society, 2002, 53 (1): 39-50.

［271］ TARNAWSKI A S. Cellular and molecular mechanisms of gastrointestinal ulcer healing ［J］. Digestive Diseases and Sciences, 2005, 50 (S1): S24-S33.

［272］ YIM Y K, LEE H, HONG K E, et al. Electro - acupuncture at acupoint ST36 reduces inflammation and regulates immune activity in Collagen - Induced Arthritic Mice ［J］. Evidence - Based Complementary and Alternative Medicine, 2007, 4 (1): 51-57.

［273］ CHEN H, SHAO X, LI L, et al. Electroacupuncture serum inhibits TNF - α - mediated chondrocyte inflammation via the Ras - Raf - MEK1/2 - ERK1/ 2 signaling pathway ［J］. Molecular Medicine Reports, 2017, 16 (5): 5807-5814.

［274］ LI J, LI J, CHEN R, et al. Targeting NF - κB and TNF - α activation by electroacupuncture to suppress collagen - induced rheumatoid arthritis in model rats ［J］. Alternative/erapies in Health and Medicine, 2015, 21 (4): 26-34.

［275］ WANG Z, YI T, LONG M, et al. Involvement of the negative feedback of IL-33 signaling inthe anti-inflammatory effect of electro-acupuncture on allergic contact dermatitis via targeting MicroRNA-155 in mastcells ［J］. Inflammation, 2018, 41 (3): 859-869.

［276］ XUE Q M, PAN H, HUANG L, et al. Effects of acupuncture at St25 on inflammatory mediators and nuclear factor κB activation in a rat model of severe acute pancreatitis ［J］. Acupuncture in Medicine, 2015, 34 (4): 299-304.

［277］ LIN T H, PAJARINEN J, LU L, et al. NF-κB as a therapeutic target in

参考文献

inflammatory-associated bone diseases [J]. Chromatin Proteins and Transcription Factors As/erapeutic Targets, 2017, 107: 117-154.

[278] WANG Q, DZIARSKI R, KIRSCHNING C J, et al. Micrococci and peptidoglycan activateTLR2 → MyD88 → IRAK → TRAF → NIK → IKK → NF-κB signal transduction pathway that induces transcriptionof interleukin-8 [J]. Infection and Immunity, 2001, 69 (4): 2270-2276.

[279] SEGOVIA J, SABBAH A, MGBEMENA V, et al. TLR2/MyD88/NFκB pathway, reactive oxygen species, potassium efflux activates NLRP3/ASC inflammasome during respiratory syncytial virus infection [J]. PLoS One, 2012, 7 (11).

[280] AKIRA S, UEMATSU S, TAKEUCHI O. Pathogen recognition and innate immunity [J]. Cell, 2006, 124 (4): 783-801.

[281] TSUBAKI M, TAKEDA T, KINO T, et al. Mangiferin suppresses CIA by suppressing the expression of TNF-α, IL-6, IL-1β, and RANKL through inhibiting the activation of NF-κB and ERK1/2 [J]. American Journal of Translational Research, 2015, 7 (8): 1371-1381.

[282] VABULAS R M, AHMAD NEJAD P, GHOSE S, et al. HSP70 as endogenous stimulus of the Toll/interleukin-1 receptor signal pathway [J]. Journal of Biological Chemistry, 2002, 277 (17): 15107-15112.

[283] LEE K M, YEO M, CHOUE J S, et al. Protective mechanism of epigallocatechin-3-gallate against Helicobacter pylori-induced gastric epithelial cytotoxicity via the blockage of TLR-4 signaling [J]. Helicobacter, 2004, 9 (16): 632-642.

[284] DEVA R, SHANKARANARAYANAN P, CICCOLI R, et al. Candida albicansInduces selectively transcriptional activation of cyclooxygenase-2 in HeLa cells: pivotal roles of toll-like receptors, p38 mitogen-activated protein kinase, and NF-κB [J]. Journal of Immunology, 2003, 171 (6): 3047-3055.

[285] PETERHANS E. Oxidants and antioxidants in viral diseases: disease mechanisms and metabolic regulation [J]. Journal of Nutrition, 1997, 127 (5): 962S-965S.

［286］蔡荣林，管媛媛，武红利，等．胃俞募配穴针刺对胃扩张状态下受试者静息态脑功能磁共振成像后扣带回功能连接的影响［J］.中华中医药杂志，2020，35（8）：4230-4234.

［287］王浩，申国明，王溪阳，等．杏仁中央核-下丘脑室旁核神经环路介导胃俞募配穴针刺调节胃功能机制研究［J］.针刺研究，2020，45（5）：351-356.

［288］管媛媛，蔡荣林，肖洪波，等．胃俞募配穴针刺对功能性消化不良患者静息态脑功能局部一致性和胃电图的影响［J］.南京中医药大学学报，2019，35（6）：640-645.

［289］胡梦洁，王浩，王柳，等．海马 NMDAR 亚单位参与电针胃俞募配穴调节胃运动的实验研究［J］.中国针灸，2019，39（5）：507-513.

［290］管媛媛，蔡荣林，武红利，等．胃俞募配穴针刺治疗对功能性消化不良患者静息态脑功能磁共振低频振幅的影响［J］.中华中医药杂志，2019，34（5）：1993-1997.

［291］郭召平，尚莹莹，杨伟，等．针刺胃俞募穴联合健脾固本和胃方对糖尿病胃轻瘫患者血浆 Ghrelin 的影响［J］.中医药信息，2019，36（3）：111-114.

［292］徐明，王光义，梁欣，等．吕明庄应用俞募配穴治疗顽固性呃逆经验［J］.河北中医，2020，42（7）：970-973.

［293］田代华整理．黄帝内经·素问［M］.北京：人民卫生出版社，2005.

［294］崔卓，师宁宁．基于中医调神理论浅析推拿的心理调节与干预作用［J］.按摩与康复医学，2022，13（7）：1-5.

［295］包安，李华南，张玮，等．腹部推拿治疗情志疾病的作用机制探讨［J］.天津中医药，2021，38（7）：880-884.

［296］陈英英，包安，王海腾，等．基于"斡旋中焦"理论的腹部推拿治疗肝郁脾虚型功能性消化不良的临床疗效观察［J］.天津中医药，2021，38（10）：1268-1272.

［297］何佩，徐可，郭光昕，等．从"心脑同治，腹背双调"探析焦虑症的推拿选穴思路［J］.世界科学技术-中医药现代化，2021，23（8）：2904-2911.

［298］冯祥，葛君芸，张宇星，等，基于"五脏相通"理论探讨推拿干预孤

独症谱系障碍的思路与方法［J］. 中华中医药杂志，2021，36（11）：6485-6489.

［299］骆仲达，骆竞洪. 初论腹部推拿手法的特殊性［J］. 按摩与导引，2007（8）：10-11.

［300］DEHGHAN M，MALAKOUTIKHAH A，GHAEDI HEIDARI F，et al. The Effect of Abdominal Massage on Gastrointestinal Functions：a Systematic Review［J］. Complement Ther Med，2020，54：102553.

［301］沈夏虹，王继红. 不同频率一指禅推法对脾虚家兔胃黏膜形态学改变的影响［J］. 中华中医药杂志，2018，33（8）：3593-3596.

［302］曹晓玲，王继红. 不同频率摩法对脾虚家兔光镜下胃黏膜结构影响［J］. 环球中医药，2018，11（3）：349-353.

［303］SHUHAN LIU，RONGJUAN GUO，FEI LIU，et al. Gut Microbiota Regulates Depression-Like Behavior in Rats Through the Neuroendocrine-Immune-Mitochondrial Pathway［J］. Neuropsychiatr Dis Treat，2020，31（16）：859-869.

［304］WANG X，SUN J，LI Z，et al. Impact of abdominal massage on enteral nutrition complications in adult critically ill patients［J］. A systematic review and meta-analysis. Complement Ther Med，2022，64：102796.

［305］LUO X，WANG Y. Analysis of the Effect of Health Management of Chronic Diseases and Metabolic Disorders under the Guidance of B-Ultrasound［J］. J Healthc Eng，2021，2：6648611.

附　录

英文缩略语

英文缩写	英文全称	中文名称
5-HT	5-hydroxytryptamine	5-羟色胺
Akt1	protein kinase B	蛋白激酶 1
ANOVA	analysis of variance	方差分析
Apaf-1	apoptotic protease activating factor-1	凋亡酶激活因子
BCA	bicinchoninic acid	聚氰基丙烯酸正丁酯
CAT	catalase	过氧化氢酶
CD14	cluster of differentiation 14	白细胞分化抗原 14
COX-2	cyclooxygenase-2	环氧酶 2
CRH	corticotropin releasing hormone	促肾上腺皮质激素释放激素
DA	dopamine	多巴胺
DAB	diaminobenzidine	二氨基联苯胺
DAMP	deoxyadenosine monophosphate	脱氧腺苷（一磷）酸
DMV	dorsal motor nucleus of the vagus	迷走神经背核
DNA	deoxyribonucleic acid	脱氧核糖核酸
ECL	electrochemiluminescence	电化学发光
EDTA	ethylene diamine tetraacetic acid	乙二胺四乙酸
EGF	epidermal growth factor	表皮生长因子
ERK2	extracellular regulated protein 2	细胞外信号调节蛋白激酶 2
ET	endothelin	内皮素
G-17	gastrin-17	胃泌素-17

英文缩写	英文全称	中文名称
GAS	gastrin	胃泌素
GERD	gastroesophageal reflux disease	胃食管反流病
GI	gastrointestinal	胃肠道
GMBF	gastric mucosal blood flow	胃黏膜血流量
GnRH	gonadotropin-releasing hormone	促性腺激素释放激素
GSH-Px	glutathione peroxidase	谷胱甘肽过氧化物酶
HE	hematoxylin-eosin staining	苏木精-伊红
HIF-1α	hypoxia-inducible factor-1 α	低氧诱导因子-1α
HMGB1	high-mobility group box 1	高迁移率分组框 1
HO-1	heme oxygenase 1	血红素加氧酶
HPA	hypothalamic-pituitary-adrenal	下丘脑-垂体-肾上腺
HS	hemorrhagic shock	失血性休克
HSP70	heat shock protein 70	热休克蛋白 70
I/R	ischemia/reperfution	缺血-再灌注
IBD	inflammatory bowel disease	炎症性肠病
IFN-β	interferon-β	干扰素 β
IL-25	interleukin-25	白介素-25
IL-6	interleukin-6	白介素-6
iNOS	inducible nitric oxide synthase	一氧化氮合酶
IRAK1	IL-1 receptor associated kinase	白细胞介素-1 受体相关激酶
IRF3	interferon regulatory factor 3	干扰素调节因子 3
IκK	NF-B inhibits protein kinases	NF-κB 抑制蛋白激酶
JNK	c-Jun N-terminal kinase	c-Jun 氨基端激酶
KEGG	Kyoto Encyclopedia of Genesand Genomes	京都基因与基因组百科全书
LDH	lactate dehydrogenase	乳酸脱氢酶
LPS	lipopolysaccharide	脂多糖

续表

英文缩写	英文全称	中文名称
LSD	least—significant difference	最小显著性差异法
MAPK	mitogen-activated protein kinase	丝裂原活化蛋白激酶
MD2	myeloid differentiation-2	髓样分化蛋白-2
MDA	malondialdehyde	丙二醛
MEK	mitogen-activated protein kinase	丝裂原活化蛋白激酶
Mkp-3	mitogen-activated protein kinase phosphatase-3	促分裂原活化蛋白激酶磷酸酶3
MPO	myeloperoxidase	髓过氧化物酶
MTL	motilin	胃动素
MyD88	myeloiddifferentiationfactor88	髓系分化因子88
NAc	N-acetyl-D-（+）-glucosamine	N-乙酰糖蛋白
NE	noradrenaline	去肾上腺素
NF-κB	nuclear factor κb	核因子κB
NO	nitric oxide	一氧化氮
NTS	nucleus tractus solitarius	孤束核
OFR	oxygen free radical	氧自由基
P	substance P	P物质
P38	mitogen-activated protein kinases protein 38	促分裂素原活化蛋白激酶蛋白38
p53	tumor suppressor protein 53	肿瘤抑制蛋白53
PAGE	polyacrylamide gel electrophoresis	聚丙烯酰胺凝胶电泳
PAK	p21 protein activated kinase 1	p21蛋白启动激酶
PAMP	pathogen associated molecular pattern	病原相关分子模式
PBS	phosphate buffered saline	磷酸盐缓冲液
PCA	principal component analysis	主成分分析
PCNA	proliferating cell nuclear antigen	增殖细胞核抗原
PGE	prostaglandin E	前列腺素
PGI	pepsinogen I	胃蛋白酶I

续表

英文缩写	英文全称	中文名称
PGR	pepsinogen Ⅰ/Ⅱ ratio	胃蛋白酶Ⅰ/Ⅱ比值
PI3K	phosphoinositide 3-kinase	磷酸肌醇 3-激酶
PKC	protein kinase C	蛋白激酶 C
PMNs	polymorph nuclear neutrophils	多形核中性粒细胞
PMSF	phenyl methane sulfonyl fluoride	苯甲基磺酰氟
PVDF	polyvinylidene fluoride	聚偏二氟乙烯膜
Ras	rat sarcoma	大鼠肉瘤蛋白
RIPA	radio-immunoprecipitation assay	无线电免疫沉淀分析
RNS	reactive nitrogen species	活性氮
ROS	reactive oxygen species	活性氧
SABC	strept avidin-biotin complex	链霉亲和素-生物素复合物
SGU	stress gastric ulcer	应激性胃溃疡
SOD	superoxide dismutase	超氧歧化酶
SP	substance P	P 物质
SS	somatostatin	生长抑素
STAT	signal transducer and activator of transcription	信号传导转录激活因子
TAK1	TGF-β-activated kinase 1	转化生长因子-β 活化激酶 1
TBK1	TANK binding kinase 1	TANK 结合激酶 1
TBST	TBS+Tween	渗盐溶液加 Tris-HCl 缓冲液
TGF	transforming growth factor	转化生长因子
TLR2	Toll-like receptor 2	Toll 样受体 2
TLRs	Toll-like receptors	Toll 样受体
TNF-α	tumor necrosis factor-α	肿瘤坏死因子-α
TRAF2	TNF receptor-associated factor2	TNF 受体相关因子 2
TRIF	TIR-domain containing adaptor protein	TIR-结构域接头蛋白
UI	ulcer index	胃溃疡指数

续表

英文缩写	英文全称	中文名称
WIRS	water immersion-restraint stress	水浸束缚法
IκB	inhibitor of NF-κB	NF κb 抑制剂
IKK	IκB kinase	IκB 激酶